简 易 疗 法 治 百 病 丛 书

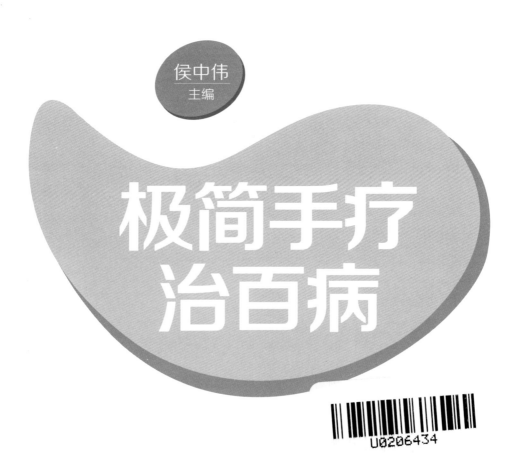

侯中伟
主编

极简手疗
治百病

中国医药科技出版社

U0206434

内 容 提 要

本书分为基础篇、临床篇。基础篇系统介绍了手诊、手疗的基础知识，包括手型、手掌中的纹和线、手疗方法等；临床篇具体介绍手诊、手疗在临床各科疾病中的应用。全书图文并茂，通俗易懂，非常适合初学者阅读参考。

图书在版编目（CIP）数据

极简手疗治百病 / 侯中伟主编 . — 北京：中国医药科技出版社，2018.6
（简易疗法治百病丛书）
ISBN 978-7-5214-0064-9

Ⅰ . ①极⋯ Ⅱ . ①侯⋯ Ⅲ . ①手 – 按摩疗法（中医） Ⅳ . ① R244.1

中国版本图书馆 CIP 数据核字（2018）第 049576 号

美术编辑　陈君杞
版式设计　锋尚设计

出版　中国医药科技出版社
地址　北京市海淀区文慧园北路甲 22 号
邮编　100082
电话　发行：010-62227427 邮购：010-62236938
网址　www.cmstp.com
规格　710×1000mm $^{1}/_{16}$
印张　16 $^{1}/_{4}$
字数　253 千字
版次　2018 年 6 月第 1 版
印次　2018 年 6 月第 1 次印刷
印刷　北京九天众诚印刷有限公司
经销　全国各地新华书店
书号　ISBN 978-7-5214-0064-9

定价　45.00 元

编委会

主　　　编　侯中伟

副　主　编　袁慧婵　梁星辰　徐　信

编　　　委　陈怡瑾　高艺格　芦　煜

　　　　　　张恩光　马　钰

主要作图人　袁慧婵

彩图整理　袁慧婵

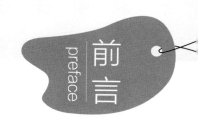

前言 preface

在浩繁的中华文化宝库中，中医药不仅是其中的灿烂明珠，更是打开中华文明宝库的钥匙。手诊手疗就是中医针灸学科中的精华之一，其学术内涵系统严谨，颇具特色、颇堪玩味，在日常生活中更具有独特魅力和神秘色彩！

揭开神秘的手诊面纱，其实望手知疾、望手诊病是一门科学。怎样更好地让读者能够更加客观准确地了解和掌握这一古老的医学学科？怎样更好地为百姓的健康服务？笔者认为应当正确地对待手诊科学的学术内涵建设，有层次地展现手诊科学的知识结构和体系。

因此，本书的格局做了如下划分。第一部分基础篇是理论阐释。由浅入深、系统深入地介绍了手诊的历史渊源、基本概念、理论框架、诊疗思想，让广大读者遵循清晰的主线快速了解手诊的理论体系。第二部分临床篇是疾病论治。以手诊为基点诊断病证，以手疗为手段治疗疾病。同时也特别注意不断丰富素材和知识内涵，从而让读者能够更加便利准确地获取养生诊疗信息，为广大百姓和读者的健康服务。在诊疗单元中除概述外，还特别设计了"望手知疾"和"证候三调"两大模块，成为本书的学术核心。"望手知疾"模块中以疾病的掌纹特征为主体，配以精心创制的手纹示意图，并结合丰富典型的其他诊断，力求做到精准指导疾病判定。"证候三调"模块则以手疗为核心，配以食疗和动疗两种辅助调理手段，称为"证候三调"，让读者更加方便快捷、系统全面地为身心健康保驾护航。第三部分是实图展现。把近年来我们在义诊等健康服务中收集的掌纹实图整合起来，尽可能地让读者了解掌握手诊手疗的思想和技术。

在编写过程中，本书注重了如下几个方面。第一，注重理论体系的逻辑展现。让读者能够从容不迫、饶有兴味地读完本书。第二，注重临床病证的综合讨论。让读者能够直指关键，突出重点的协同诊疗。第三，注重手纹图画的创制收集。让读者能够一目了然，探秘寻宝般充满兴趣。

"一招鲜，吃遍天"，学好手诊手疗技术，不仅备受青睐，而且还能够为自己和家人创造更多的学习和体验机会！相信您在本书的指引下，一定能够快速掌握相关技巧，从而更好地传承中医药学术，为百姓的健康服务！

侯中伟于北京凌晨

2017 年 9 月 30 日

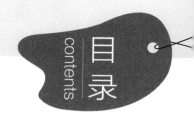

目录 contents

基础篇

临床篇

附　录

基础篇

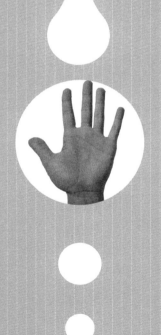

第一章 手诊之入门

第一节 手诊的历史沿革

　　望手诊病主要是通过观察手的气、色、形态的征象及变化，来判断性格特征、健康状况及易患疾病的一种特殊诊断方法，是中医学颇具特色的传统诊法之一，由望、闻、问、切四诊中的望诊演变而来。手诊是一种既古老又崭新的诊病学问。

　　两千多年前的中医典籍《黄帝内经》中就有大量的关于手诊的记载，如"掌中热者，腑中热，掌中寒者，腑中寒""胃中寒，手鱼之络多青矣……"等，这些源自实践基础上的精辟论断至今仍有效地指导着临床。到了唐代，王超的《仙人水镜图诀》中提出小儿指纹脉络诊法，进一步丰富了手诊的内容。

　　我国的手纹学，除了一般的经验积累之外，还和阴阳五行、八卦等学说有很深的渊源关系。这主要是因为中国古代自然科学的门类，各学科之间存在着一定的共通性。古代手纹学与医学的关系较为密切。

　　新石器时代后期，距今约六千多年前母系氏族公社的西安半坡人，创造了具有文字性质的刻划符号和彩陶、雕塑等工艺品，并在陶器上保留下世界上最早的指纹印迹。这种制陶者的指纹，其中一类很可能是有意识留下的，作为制陶者个人的标志。商朝的甲骨文中也有关于掌纹辨病的记载。秦汉时代盛行封泥制，在书简文牍分发时，在捆扎处封以黏土泥，盖上印章或指纹作为信验，以防私拆。这样的封泥指纹，一部分是作为个人鉴定用的，以示真实和信证，并为防止伪造。这表明我国祖先早已认识到指纹人各不同，可以用指纹来识别个人。

　　由此可见，中国早已广泛应用指纹、指节和手掌纹，作为证明和识别个人的重要手段，至今有一千三百多年的历史，比欧洲的文献记载要早一千多年。唐代以后，宋、元、明、清各代又将指掌纹广泛应用于田宅契、借据等方面。中国历史博物馆等单位至今珍藏着许多明、清时代按有指纹的各种契约的原件，是古代应用指纹的珍贵历史证据的实物。

考古发现，秦代的司法人员已将"手迹"等作为侦破案件的方法，并对作案现场进行司法检验的一种物证。云梦秦简中关于用手指纹破案的记载，比国际上公认的阿根廷警察在1892年运用指纹侦破谋杀亲子案的事例，要早一千二百多年。在明清时代成书的著名小说《水浒全传》《警世通言》《红楼梦》等都有关于在审理案件时应用指印、手印的记述，正是当时社会上在刑事和民事中，应用手指纹特征及其分类知识的生动写照。

此外，望手诊病在世界上也有悠久的历史和广泛影响。古希腊哲学家亚里士多德曾著有《亚里士多德手相术》，可谓风行一时。并且，该书对后世产生了极其深远的影响，得以流传至今。

手纹引起科学界的关注还是17世纪以后。首先是解剖学家，继之是人类学家、生物学家与遗传学家。他们先后对手纹进行了观察、分析和研究，并作了许多重要贡献。

医学对手纹发生普遍的兴趣，则是近二三十年之间的事，他们本着严肃的探求精神，从医学及遗传学的角度进行研讨，希望能够进一步了解手纹的变异同疾病的关系，从中探索出一定的规律性。随着科学技术的向前发展，手纹学的研究也获得了新发展。医学家、生物学家、人类学家、心理学家、社会学家、电脑专家等正采取多学科渗透研究的方法，从各个不同角度广搜博采，不断充实手纹学的内容，尤其在医学领域。

目前，医学皮纹学有了进一步的发展。在国外，皮纹学检查不仅已成为临床重要的辅助诊断的手段，而且它还作为一种有效的筛查方法而被应用于广大人群的普查和预测方面。正因为手上肤纹能在一定程度上反映一个人的体质强弱、柔韧性、遗传信息及医学心理学。近几年来，体育界对手纹学进行了广泛的研究，并将手纹应用于运动早期科学选材。目前手纹选材法在体育界已取得可喜成果。手纹与人体科学研究已是充满乐观前景。

随着细胞遗传学和分子遗传学的迅速发展，医学和遗传学工作者不约而同地都对皮纹学的研究深感兴趣和关注，陆续发现了许多染色体疾病以及其他遗传性疾病也具有特殊的纹组合。

今天，人们急于知道自己和认识自己。所以手诊学便有了新的任务。研究观察自己的手纹时，万一发现不利于健康的手相，不必惴惴不安。因为，认识了它就能发挥主观能动作用，改造不健康的有关因素。手诊学家发现，手上的符号不断改变，有时变化也很大，所以生命是掌握在自己的手里，健康道路必须依靠自己走出来。

第二节　手诊的理论基础

一、东方篇

（一）手诊与五脏

中医学认为：人体是一个有机的整体，内脏和体表各部组织存在着一定的相应关系，内脏的病变，可以反映在相应的体表组织上，当然从体表组织的异常变化可以推断内脏的病变。

《内经》说："肺主皮毛""脾主肌肉"。人体的肌表和内脏是相表里，也就是内脏与体表互有联系，互有影响。《灵枢·本脏》说："视其外应，以知其内脏，则知其所病矣。"元·朱丹溪说："欲知其内者，当以观乎外；诊于外者，斯以知其内，盖有诸内者必形诸外。"清·汪宏《望诊遵经》一书中说："故有病必有色，内外相袭，如影随形，如鼓应桴，远者司外揣内，近者司内揣外。"疾病在身体内部产生的病理变化，必然可在体表找到一些征候。可见，内脏的病变，可以反映在相应的组织上。

手，在一定程度上可以反映脏腑病变。早在两千多年前的《黄帝内经》中就有大量的关于手能反映内脏疾病的叙述，如"掌中热者腑中热，掌中寒者腑中寒""小肠病者，若寒甚，独肩上热，以及小指次指之间热"等，说明了手与内脏较为明显的关联性。从生理上说：脏腑精气可以外营于手；从病理上说：手上表征的异常也是脏腑功能异常的体现。

脏腑和体表之间的内外相因、信息传递主要是通过五脏配五色的理论来实现的。中医学的五色主病有两种含义：一是五色代表不同脏腑的病变，《灵枢·

五色》中提出"以五色命脏，青为肝，赤为心，白为肺，黄为脾，黑为肾"；二是五色代表不同性质的病证，"青黑为痛，黄赤为热，白为寒"。因此，通过观察手指掌上的色泽变化，可探知体内脏腑的内部状况，具体而言，它不仅可以判断哪个脏腑出现了问题，而且还可以说明病变的性质，即是寒是热等问题。

最高明的医生不是擅长治病的人，而是能够预防疾病的人。从这个意义上看，能够预先发现人体病变信息的手诊，也称得上是"上医之道"了。

（二）手诊与经络

那么手通过什么与内脏沟通呢？是由经络实现的。人体十二经脉有半数直接经过手部，即手三阴经和手三阳经，其中手三阴经起自内脏，沿胸内出胁部，上行至腋下，再沿上臂内侧下行至指尖；手三阳经起自指尖，从手的伸侧面上行至内脏，到达头部。其他的六条经脉虽然不直接经过手部，但是与经过手部的经脉交会灌注，因此手与人体内脏联系密切。中医学认为，经脉是人体传输信息的通路，内脏的病变信息，可通过经脉传达到手。

经络是人体气血运行的通道，是经脉、络脉及其连属部分的总称，它是人体沟通上下内外，联络脏腑、肢节，运行气血，抗御外邪，调节体内功能的一个密闭的功能系统。

穴位亦称腧穴、俞穴、穴道等。腧通"输"，意为传输；俞有气血留存的含义；穴有孔隙的含义。因此，穴位从字面上理解就是"传输和留存气血的孔隙"。在医学上，穴位则是指人体上可以针灸的部位。分布于经络的循行路线上的穴位即是经穴，它和经络的关系密切，不仅能反映和治疗本经及其所属脏腑的病证，还能反映和治疗与本经相关经络脏腑的病证。简言之，内脏若有异常，就会反映在与其相关的经络上，然后进一步地反映在穴位上。

四肢末端，是气血输注、交汇的地方，阴阳经脉的交会，表里的沟通，经脉的聚集，五输的分布，大都在四末。如《灵枢·海论》所说"夫十二经脉者，内属于脏腑、外络于肢节"，意思是人体的十二条经脉内与脏腑相连、外与四肢相维系。《灵枢·动输》中说"夫四末阴阳之会者，此气之大络也"。因此，体内的异常信息可由经络、穴位，传递并反映到手掌的不同部位上来。所以，手能反映全身的生理、病理信息。临床上有些疾病可以通过手部腧穴出现的压痛或知觉异常以及手掌表皮的气、色、形态改变来反映，并根据手掌的异常部位来辨别疾病之所属脏腑，进行定位诊断。同样道理，也可以通过对手部针灸、按摩、推拿、穴位注射药物等疗法，以治疗全身疾病。

人体十二经脉中与手相关的共有六条（图1-2-1、图1-2-2）。分别为肺经（拇指）、大肠经（食指）、心包经（中指）、三焦经（无名指）、心经（小指）、小肠经（小指）。这些经络与人体内的脏腑相对应。手部的经脉上布满了经穴，每只手有经穴23个（双手共46个），这些穴位几乎全部具有特殊的生理功能。因此，当人体某个部位发生异常，可以选用正确的穴位进行手疗，从而有效地提高人体的正气水平，增强整体的抗病邪能力，从而对全身各系统疾病产生广泛的治疗作用。

通过按摩、针灸等方式刺激经穴，可以调理和疏通经络，使身体气血运行顺畅，使所滞之气血恢复运行，使身体阴阳恢复平衡，使五脏六腑协调运作，使人体各部的功能活动得以保持协调和相对平衡，从而增强体质、防治疾病，这也就是穴位的治疗作用了。

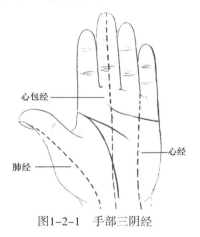 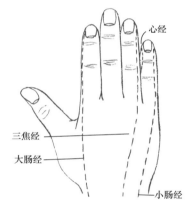

图1-2-1　手部三阴经　　　　　　图1-2-2　手部三阳经

1.手太阴肺经

手太阴肺经，起始于中焦，向下联络大肠，回绕过来沿着胃上口，穿过膈肌进入肺脏。从气管、喉咙部横出腋下，沿上臂内侧走手少阴、手厥阴经之前，至肘中部位，再沿前臂内侧前缘，进入寸口桡动脉搏动处，上行至手掌大鱼际部，又沿手掌大鱼际边缘，从拇指末端出来。

少商、鱼际、太渊，这三个穴位顺序排列在手太阴肺经掌侧，临床多刺激这三处穴位来治疗咽喉肿痛、失音、咳嗽、气喘、咳血、鼻出血、发热、昏迷、癫狂等证。太渊穴为肺经经气渐盛之处。刺激太渊穴可降低气道阻力，改善肺的呼吸功能，可用于治疗咳嗽气喘所致的胸胁胀满疼痛等。

2.手阳明大肠经

手阳明大肠经，起始于食指末端，沿食指桡侧缘，出第一、二掌骨间，进入拇长伸肌腱和拇短伸肌腱之间，沿前臂桡侧，进入肘外侧，经前臂外侧前边，上肩，出肩峰部前边，向上变会颈部大椎穴，下入锁骨上窝，络于肺，通过横膈，属大肠。

手阳明大肠经在手部有商阳、二间、三间、合谷、阳溪五个穴位，临床上多刺激这五处穴位来治疗牙痛、咽喉肿痛、鼻出血、头痛、目赤肿痛、口眼歪斜、耳聋等五官疾病。

3.手厥阴心包经

手厥阴心包经，从胸中开始，浅出属于心包，经过膈肌，通过胸部、上腹和下腹，络于三焦。

手厥阴心包经在手部的穴位包括中冲、劳宫和大陵三个穴位。临床多刺激这三处穴位来诊治中风昏迷、舌强不语、昏厥等急症；口疮、口臭等口腔疾病；心痛、心悸、胸胁满痛等心脏疾病。

手厥阴心包经上的劳宫穴是观察掌纹变化的重要穴位。临床观察，掌色紫红，十指末端呈暗紫色，劳宫穴周围有杂乱的"十"字纹，提示易患心肺疾病；劳宫穴的深处出现"十"字纹，提示易患心律不齐。

4.手少阳三焦经

手少阳三焦经，起于无名指末端，上行小指与无名指之间，沿着手背，出于前臂伸侧两骨之间，向上通过肘尖，沿上臂外侧，向上通过肩部，交出足少阳经的后面，进入锁骨上窝，分布于膻中，散络于心包，通过膈肌，广泛遍属于上、中、下三焦。

手少阳三焦经在手部有关冲、液门、中渚、阳池四个穴位。临床上多刺激这四处穴位来诊治头痛、目赤、耳鸣、耳聋、喉痹、舌强等头面五官病证；热病、中暑、疟疾等急症；肩背肘酸痛，手指不能屈伸；消渴、口干。

5.手少阴心经

手少阴心经，从心中开始，出来属于心脏的系带，向下经过膈肌，络小肠。

手少阴心经在手部有少冲、少府和神门三个穴位，临床多刺激这三处穴位来治疗心痛、高血压等心胸病；健忘等心脏与神志病证。

6.手太阳小肠经

手太阳小肠经，从小指外侧末端开始，沿着背外侧至腕部，出尺骨小头部，直上前臂外侧后缘，出于肘内侧当肱骨内上髁和尺骨鹰嘴之间，沿上臂外后侧，出肩关节部，绕肩胛，交会肩上，进入锁骨上窝，络于心，沿着食管，通过膈肌，到胃，属于小肠。

手太阳小肠经在手部有少泽、前谷、后溪、腕骨、阳谷五个穴位，临床刺激这五处穴位来诊治头痛、耳鸣、癫狂痫等病证。

总而言之，内脏的变化通过经络反映到手上，它是望手诊病的科学依据之一。

二、西方篇

（一）解剖基础

皮肤的真皮乳头向表皮突出，形成许多较整齐的乳头线，称为嵴纹。在嵴纹之间形成许多凹陷的沟，这些凹陷的纹理在手指、手掌上分别叫指纹和掌纹。

1.皮纹的形成

关于皮纹形成的机制，目前有几种较有说服力的学说。

（1）"力学"学说　此学说认为指端不同类型皮肤花纹的形成是物理力学和局部生长力作用的结果。在胚胎早期，皮肤内的张力和压力决定皮纹的分化发育方向，从以形成不同的皮纹图案。某些外部因素，如胚胎间充质细胞受到外部压力或胚胎活动，尤其手指的活动，也可影响皮纹的形成。

（2）神经学说　指端部皮纹的形成与其下面皮肤内末梢神经的排列密切相关，在胚胎早期，腺皱襞形成之前，在光滑的表皮和真皮交界处，神经和与其伴行的血管按一定比例排列，这种排列关系可通过影响腺皱襞的形成而控制皮纹的发育。此外，异常皮纹总是和不正常的神经发育相伴出现的。比如，当神经不能长入上皮时，皮纹便会发育不良。

（3）影响皮纹形成的其他因素　组织缺氧，汗腺形成及其分布的变异，皮肤上皮底层增殖的干扰，上皮角化的混乱等均可能影响皮纹的发育。

2.皮纹的稳定性和特异性

长期实践观察和大量研究工作证明，皮纹具有高度稳定性和个体特异性的特征。

嵴纹在机械的、温热的和病理的因素中，一般都不能引起皮纹的显著改变。表皮剥脱时真皮上的花纹仍然清晰可见。劳动磨损后再生的表皮仍具有原来的皮纹图形。一、二度烧伤时对皮纹图形没有什么影响。只有严重破坏真皮层的三度烧伤才能损害皮肤的结构，皮肤虽然可以暂时消失，但愈后仍可复原，除非损伤严重，使真皮乳头遭受到不可恢复的破坏。日常劳动中，清洗盘碗和衣服，或接触石灰、石膏等，因经常受碱性物质或水浸泡、腐蚀，皮纹图形变得模糊，甚至纹线暂时发生中断，但皮纹类型没有改变。一旦离开此类工作，又能显出清晰的花纹。只要不破坏乳头，则原有皮纹特征仍旧存在，受累处皮肤就不会产生永久性改变。

每个人都有自身独特的皮纹标记，没有两个人的皮纹图形完全相同的，每一个指纹都有独特的、可与其他指纹相区别的特征，这就是皮纹的个体特异性。古今中外都把指纹用作个人的凭信，书契、文件上按指纹要比图章或签字可靠得多，同时在所有个人识别鉴定中，指纹鉴定法是最优越的，这充分表现在证据的客观性和结果准确性上。

手部有大量末梢神经和血管，组成了异常严密的神经和微循环网络。这使双手具有了非同寻常的敏感性，能迅速提供机体内部病变的信息。手上不同部位的末梢小血管和浅表的沉浮、变色、扭曲、膨大，均可反映机体相应部位的脏腑的气血供应状况，如指甲末端的血流情况可直接反映心脏血流的供应状况。

（二）全息理论

生物机体是统一的整体，人体的任何局部区域变化均可反映出内脏及整体的信息变化，这些区域的病理变化信息，常反映表达整体或另一局部区域的病理变化。机体的局部储存着整体的全部信息，即"全息"。这种"全息思想"在医学中早已存在，并在医疗实践中广泛地应用。早在《内经》时代就已论述，"远者司外揣内，近者司内揣外"，这正是中医学的望、闻、问、切（视、触、叩、听）诊断所在。通过手部、五官、形体、脉象、神情、气色等外在表征，来分析相应体内活动（生理、病理）状态。

现代生物全息理论在某种程度上也证明了手与内脏有着密切的联系。科学家们发现，生物体的不同器官和组织可以在机体表面表现出来，这就是反射区的概念，反射区与相应的器官有明显的生理学上的联系，可用来诊断甚至治疗疾病。人的双手密布着人体各脏器的反射区，当脏器出现病变时，手上的相应反射区就会出现异常，像天气预报一样，提醒人们注意。生物全息理论让手诊更具可操作性和直观性，比如诊断心脏病，我们就可以根据手部全息图，找到心反射区，根据其颜色变化、纹理情况等，判断心脏的功能，这样既方便又不会使病人觉得痛苦。人体局部每个细胞皆可作为全身的缩影，人体所有组织、细胞均起源于同一受精卵，都有着相同的染色体数、同一基因组，被类似遗传密码控制。每一个局部，如手（含手掌、掌纹、手指、指纹、指甲）、舌、耳、脉象等全息相的信息符号均是反映整体或局部疾病的荧光屏，从中可窥视脏腑内在病理信息。

其实，我国古代的医学家早就发现和阐述了生物全息现象，只是没提出完整的理论。如中医学认为，人体的耳朵就像一个蜷卧的婴儿；人体的各脏腑组织在手上都有对应点；而我国当代的张颖清教授也发现，人的第二掌骨恰像是整个人体的缩小，在第二掌骨侧，根据压痛的有无和位置，可判断机体有无病证及其部位，而在痛点上针刺或按摩便可治疗与机体相应部位的疾病，并在1973年提出了生物全息律。以上这些其实都是生物全息论在中医学方面的具体体现。可见，生物全息理论与中医学的整体观念在本质上是类似的。

手部疾病信息符号在特定反应区能较早出现，是机体进入疾病前的黄灯或红灯标志，是能得到较早的病理征兆信息的窗口，能够提供较早的疾病预测的资料，有利于疾病的早发现、早诊断、早治疗。人体的局部狭小区域，都可以反映整体某些相应的信息，应用这些规律现象，人们可根据体外信息符号把体内的病变推测出来。希波克拉底曾指出：人体即使很小部分损害，全身都会共感苦痛。因此，哪怕最微小的病变，在人体相应部分也能获得信息，只不过量较小而已，所以对全息论整体、局部相关标记，尤以对微量信息符号的识别，对蛛丝马迹的变异捕获，能为健康或疾病或健康未病态，潜、前病态的诊断提供依据。

如肝胆病时掌纹或皮纹更易显黄色；手掌、手背脉络浮露能敏感地提示小静脉的曲张，反映心血管瘀血疾病及手部经络循行径路上的相关变化。穴位反应点处出现结节、疼痛或肌肤色素改变，也都是疾病相关征兆信息。甲月痕缘超过甲体1/2，小指弯曲，腕纹凸向掌部，没有婚姻线，多为原发不育符号信息，且特异性高，但仅单项异常指征会有假阳性存在，故需要临床进一步综合验证。

手区域全息例举

手全息目前公认3个标准的人体缩影图形：

（1）手伏相（背侧为阳，腹侧为阴）。

（2）手伏倒立相（桡侧一个倒立人像，尺侧一个倒立人像）。

（3）现在我们应用的图像，是由郑秀美引用日本竹三内诊佐夫图，以中国传统阴阳手掌相的九宫、八卦、八门、三焦、十二区、经络、藏象，以及张延生应用气功感应的全息图为基点，结合了王晨霞掌纹诊病、祝恒琛辨甲诊病的手全息图。

我们临床实际应用的手全息图中，手掌腹侧图分歧较多，研究也多，手背侧图与邵华子手伏相阳掌图比较统一。①手腹侧全息示意图中，手指尖为头，掌为内脏，掌腕区为泌尿生殖系统和下肢。②手掌部分布五脏六腑区域定位全息。③手指六经分别为拇指肺经，食指大肠经，中指心包经，无名指三焦经，小指心经、小肠经。其循行及脏腑全息反映为拇指脾、肺，食指心、脑、小肠，无名指肺、大肠，小指肾、膀胱。④手背侧人体全息图中，指尖为头顶，掌背为胸，桡侧为右上下肢，尺侧为左上下肢，食指关节为前头，小指关节为后头，食指根桡侧右肩，小指根外侧左肩，手背侧中线为胸、腰椎，腰椎两侧分别为左、右腰。另外一种说法，手背部分、拇指系及心脏系统，食指指甲系及肝，中指指甲系及眼，无名指指甲系及呼吸器官，小指指甲系及肾、生殖器官系统。这是中医学全息生物学的论据，在特定状况下为临床应用医学的科学定理。

第三节　手诊的基本常识

一、手诊的健康标准

要想准确理解手诊中的各种异常现象，必须掌握手诊中正常手的各种标准状态。我们可以通过形态、色泽、力度、温度、润泽程度以及有神无神的正常标准状态，来衡量每个人的健康状态，做到知常达变。

（一）形态

首先看手的长度、厚度与整体相配协调与否。再从一般情况看：掌面要光洁明润，中间凹，四周肌肉发达且高于中央，特别是大小鱼际饱满，各指根部丰满，弹性好；手背丰厚，掌骨间肌充实，除掌指关节在掌背稍有显露外，掌骨不应在背侧显露，也就是所谓的"不露筋骨"。手背走行的静脉明晰而没有曲张或局部凸起；手指自掌指关节到指端应有渐细的趋势，特别是指间关节不应呈圆突状，而使手指间隙增大形成梭形空隙。指甲平滑光洁，指甲基部的白色像半月形的部分称指甲半月，俗称"月牙儿"，应占整个甲面的五分之二。甲面无纵横沟纹，甲上无干扰斑，指甲对称，不偏斜，无凹下或末端翘起的症状。

（二）色泽健康

手的颜色大致可分为手掌颜色、手指颜色、手背颜色和指甲颜色，细分还有分区颜色。就我们黄种人而言，正色可概括为"红黄隐隐，明润含蓄"。色的"含蓄"，指隐而不露，也可以说是色中有神，有光泽。手的颜色可直接或间接反映出包括人体肢端或周围系统供血及营养状况的信息。

指甲色包括指甲本身颜色、甲下色。正常情况下，手指自然弯曲，对光观察，甲色透明，指甲面光洁适中，没有暗斑、白色斑点、纵横沟纹；指甲下色充盈，呈均匀的淡粉红色，没有瘀点、瘀斑，半月呈润白色，与指甲面色有明显界线。

注意：不同地区、季节及个体可有差异，手色有变化。一般说来，在进行诊查时，应先根据被诊者整个手的颜色确定大致类型，再找出该手的相对正色，与该手其他部位的颜色进行比较。

（三）力度适中

不同年龄、不同性别、从事不同工作的人，手的力度差别很大。对手的力度的考察一般都以握力为标准，男子较女子大得多，与遗传及后天的锻炼有密切关系。我国正常成年人握力的一般范围是：男子20～45千克，女子15～40千克。

（四）温度正常

手的温度主要是指手掌及掌侧指节的温度，手的汗腺分泌与情绪变化有关，且不以人的意志为转移。手的温度与地区环境和人体内部环境有密切关系，而人的情绪变化对内部干扰较明显，因此手的温度和人的情绪有一定关系。温度的变化可以人为感知或观察。

（五）润泽有神

指手掌的湿度。手湿度的细小变化是较频繁的，是在变化中求得平衡的。手对湿度的变化相当敏感，随后的调整也相当迅速。手掌不同区域的湿度亦有差异，手掌中央和四周有时可明显感觉到湿度差异，这也在不少疾病诊断中有重要参考价值。

二、手诊的方位规定及分界标志

手诊中最为基础的知识莫过于手诊方位规定、明显虚拟的或实际存在的分界标志，只有准确地掌握了手诊基础知识，才可以通过观察手进行学习、诊断，否则妄谈妄论，出口即错，贻笑大方！

（一）方位规定（图1-3-1）

（1）不一定要遵循"男左女右"的说法，两只手同时看最为准确，这是手诊医学与手相学的区别之一。一般来讲，在具体分析健康或疾病时，左手多属脏、属阴、属器质性的，右手多属腑、属气、属功能性的。但并非所有的手都是如此，仅仅是诊断时的参考，不建议初学者采用此法。

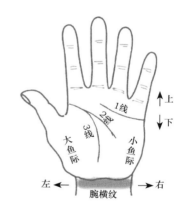

图1-3-1　手诊方位规定

（2）以手掌面中心为中点，向拇指的方向永远居左，向小指的方向永远居右，向指尖的方向为上方，向手颈线的方向为下方，明堂区为手中心。中医学认为手背为阳面，手掌为阴面。这是初学者必须牢记于心的最基础内容。

（3）病人的性别、年龄、职业、环境、居住地等，都要了解。

性别：以区别不同疾病在不同性别中的发病情况和临床表现。

年龄：以划分不同年龄组所患不同疾病或程度上的差异。

职业：不同的职业对手诊手纹颜色的影响是很明显的，同时也与疾病的常见病因有一定的关系。

居住地：所在地域可影响某些手纹的特殊规律表现。

（二）分界标志（图1-3-2）

中轴线：把中指平分两半，作一条向下延伸到腕横纹的线。

指节纹：手指关节之间的纹理，亦称指关节纹。拇指有2条，其余四指各3条。

第一指缝：食指与中指之间指缝的距离。

第二指缝：中指与无名指之间指缝的距离。

第三指缝：无名指与小指之间指缝的距离。

第一指缝线：通过第一指缝的中点作一条与中轴线平行的并向下交到手颈线的线。

第二指缝线：通过第二指缝的中点作一条与中轴线平行的并向下交到手颈线的线。

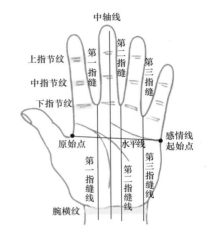

图1-3-2　手诊分界标志

第三指缝线：通过第三指缝的中点作一条与中轴线平行的并向下交到手颈线的线。

赤白肉际：手背与手掌皮肤互相交接的地方，这个区域的宽度在1.5cm左右。

原始点：在食指根部的下方，与拇指根部之间的交点的赤白肉际处，之间有蚕豆大小的区域，为原始点。也叫性腺点。可判断个人的肾上腺与性功能的好坏。

感情线起始点：在小指的掌指关节外侧（右侧）的赤白肉际的1/2处的点，叫感情线起始点。也叫人类欲望原始点。

水平线：原始点与感情线起始点之间的连线称为水平线。

三、手诊的判定定理

（一）叠加定理

（1）由两个或两个以上的病纹相互重合构成的复杂性图形。主病意义是这两种病纹主病意义的总和。如果具有相同病理意义的总和，表示该脏腑所发生的疾病或亚健康状态更得到了进一步的确定。不同类型病纹的叠加，提示一病多症或并发感染。临床中要观察纹理颜色和区位掌纹之间的生克制化关系，参照可以推测疾病的发展转归情况，从而及时正确地调整治疗方向和方法。如："口"字纹里面有"米"字纹时，表示某人做完手术后，发生了粘连。

（2）两种病理纹理叠加时，一种纹理的形状大于另一种纹理的形状时，应以小纹理属性为主。网状纹是"#"状纹的叠加。叠加越多，诊断意义越大，病情越严重。

（二）渐减定理

复合型纹理通过调理或治疗，逐渐减少，变成比较单一的纹理。主病的意义表示疾病或脏腑不同的程度或状态，疾病性质逐渐减轻。通过渐减原理的动态观察，可以随时监控已经发病的脏腑的好转状态与程度。

（三）辨证定理

（1）凡是由两种以上开放型纹理相互混合时，以最复杂的开放型纹理所代表的疾病为主。

（特点是：具有两种开放型纹理，诊断时避轻就重）

（2）由两种闭合型纹理相互混合时，代表的意义是两种闭合型纹理所共向代表的疾病为主。

（特点是：具有两种闭合型纹理，诊断时以共性为主）

（3）当区域颜色与病纹颜色一致时，说明曾经发生过或者是疾病将要发生的体质隐患，或处于疾病平衡状态。

（4）当病纹颜色与区域颜色明显不一致时，说明疾病正在发展，并且是主要疾病。尤其是病纹的颜色与主线颜色不一致，此纹理代表的疾病是目前身体的主要疾病。

（四）三因定理

在手诊过程中，任何亚健康与疾病现象都要与时间（气候、季节、年、月、日、时）、地域（自然环境、社会环境、居住环境、所处位置）、个人的人文因素（感情、性格、生活、工作等）相联系，即"因时、因地、因人制宜"，只有三者密切联系，在辨证中方能准确找到病因。

第四节　手诊的注意事项

一、手诊条件

姿势：求诊者——指尖对着手诊者，与心脏同一水平位置，手自然伸平，五指自然分开。将手放到2cm左右的软硬适中的手诊诊垫上；手诊者——面对求诊者。

温度：15℃～27℃，恒温25℃左右。

湿度：80%左右。

光线：自然光线充足的地方，不要在阳光下。

态度：医生的态度和蔼，心宁气定，认真仔细。

人文：了解病人年龄、性别、职业、环境、区域、出生年月日、文化程度等。

二、手诊须知

（1）如果病人的手较脏，可以水洗，也可以用药棉饱蘸70%乙醇轻轻擦拭，待自然蒸发后，再作观察。

（2）手诊前双手请勿劳动，也不要涂抹护肤霜。诊断前不要饮酒，情绪激动或刚接受治疗后（如输液、化疗等）也不适合；饮酒会加速血液循环，使手的颜色加深；生气或治疗期间，气血微循环被破坏，诊断不准。

（3）要问清病人有无手受伤和手术史。

（4）可以用数码相机把病人的手拍下来加以诊断分折，但须了解病人的性别、年龄、职业、环境、区域、出生年月日、文化程度等。

（5）如果操作者的视力不好，或为了更清晰地观察细小纹理，建议采用100倍的放大镜协助观察。

（6）如果想对特殊手纹作深入研究，可用数码相机拍摄后，存入电脑，通过不同色素调节模式，可以观察到病理纹理的生长趋向变化（这是肉眼无法观察到的）。

（7）如果需要用触诊的方法，只有确定在望诊没有任何遗漏情况下，方可进行。

第二章

手诊之诀窍

第一节　手型

手型即手的外观形态，是手掌（包括手指）的外形特征。在人群中，我们可以见到多种手型，并非所有人手的形状、状态都相同，而不同的手型又代表着不同的健康状况、心理特征和易患疾病等多个方面。

手型的分类，常根据直观进行归纳分类。其分类在东西方又并不一致，这里主要选取几种东方较为常见的手型进行介绍，并从中对其含义予以论述。

一、原始型

原始型手（图2-1-1）特征是，外形上手肥而指较短，手指粗糙，指背三约纹深而杂乱，拇指粗笨短厚，指端多方形，手掌厚大而硬，尤其是掌的下部特别粗厚，难反屈，掌背青筋浮露，掌心手纹极简单粗阔，肤色较深。

此型手主要提示此类人一般身体健康，体力较好，抵抗力强不易生病；性格粗犷，易表现本能情感，即使平时性格和善，但情绪紧张时易冲动发怒，所以好动肝火；不善思考，缺乏自制力，有时又胆量不足。此易导致高血压、心脏病的早期发生，所以此种手型忌受刺激。

二、四方型

四方型手（图2-1-2）特征是，掌型较大，掌长与宽度相等，全掌看起来直而方。掌肉坚实而富有弹性，拇指大，指根亦丰硕，各指指端及指甲呈方形，手腕部也比较接近于四方形，指背三约纹较淡。

此型手主要提示此类人体力较好，各方面发育良好。勤劳，有耐性，善于运用理智，办事踏实，不迷信，个性坚强，意志坚定，正直有序。但是比较固执，过分自信，难以接受他人意见。应注意心、脑血管疾病的发生。

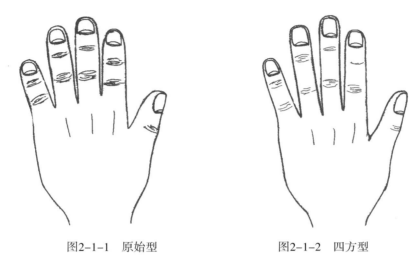

图2-1-1　原始型　　　　　　　　　　图2-1-2　四方型

三、竹节型

竹节型手（图2-1-3）特征是，手外观单薄显细长，厚度适中，露骨起角，皮肤颜色较深，手部赤白肉际分明，手背筋肉和血管隆起，指及指甲修长，指背三约纹比较明显，拇指多大、长、强硬。掌部肌肉不丰厚，有碎纹。手指各指关节突出，如竹节高起，故称竹节型。

此型手主要提示此类人性情拘谨而忧郁，理智敏捷善思考，能克制，有耐力，重精神胜过重物质。细心而好留意琐事，往往因过度用脑而致体力较差，精力不充沛，有神经衰弱倾向，机体倾向于呼吸、消化、生殖等系统较弱，可有"洁癖"。

四、圆锥型

圆锥型手（图2-1-4）特征是，掌极丰腴，稍短而润，皮肤细腻多肉，肌肉柔软有弹性，赤白肉际不明显，指甲光洁。手指呈圆形，指根粗壮，头细尖锐，甲床细长，形成圆锥状，指背三约纹浅淡，青筋隐而不露，看不见指关节，掌呈长方形。

此型手主要提示此类人想象力丰富，感情易冲动，其性格既有顺应性，又有点任性。容易自己生气或者大声痛哭。感觉敏锐，理解力强，口才好，常常聪明显露于外。消化系统薄弱，神经衰弱，体质比较娇弱，中晚年易发生风湿痹痛症。如果拇指坚强结实，心理与生理健康。如果拇指柔弱后屈，则缺乏耐性，精力不佳。

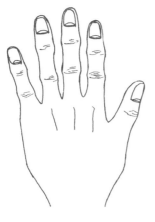

图2-1-3　竹节型

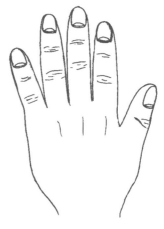

图2-1-4　圆锥型

五、汤匙型

汤匙型手（图2-1-5）特征是，掌指厚而呈方形，筋骨结实有力，指尖不像一般人由粗渐细，手指除开指端外，上下粗细均匀，而末端却宽大如汤匙，故称汤匙型，多见于体型高大之人。

此型手主要提示此类人意志坚强，充满自信，能突破困境，健康状况较好，但性情急躁，易患气喘、高血压、心脏病、糖尿病等，尤其是掌背青筋粗浮者。

此外，还有一种病态的"鼓槌指"，又称"杵状指"，与汤匙型指相似。区别：杵状指颜色居多青紫，甲床色晦暗，指端每因患病后粗大，指根相对较小，手掌相对薄弱，多因呼吸或循环系统严重病变高度缺氧而产生；而汤匙型指颜色红润，指端较扁。

六、柔弱型

柔弱型手（图2-1-6）特征是，手指细长柔弱无力，指、掌薄而略带弯曲，手掌为圆形，手掌薄而无肉，大小鱼际并不发达，指端较尖，皮肤白皙，掌背掌骨多隐现，青筋较明显，有时也称"林黛玉型"。

此型手主要提示此类人不但手指柔弱，身体也柔弱，一般健康状况较差，神经衰弱，胆怯，善恐易惊，易患呼吸系统疾病，泌尿生殖系统及消化系统功能较弱。

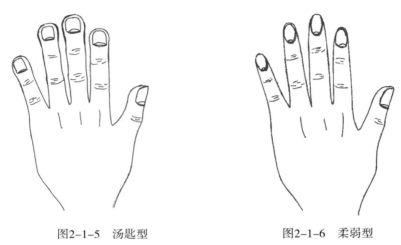

图2-1-5　汤匙型　　　　　　　　　　图2-1-6　柔弱型

七、复杂型

复杂型手（图2-1-7）又称混合型手，乃混合两种以上手型而组成，偶有五个指型各不相同者。

很多人的掌型是两三种的糅合。一个人的手上只要有两种以上者，即可成为复杂型。而复杂型，大多同时具有其混合各有关掌型及其体魄与医学心理学上的特点。

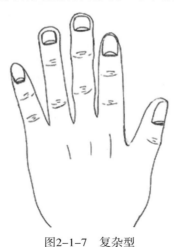

图2-1-7　复杂型

第二节　手诊之五色

一、正常颜色

身心健康之人，手掌是粉红色的，即红黄明隐，明润含蓄。但同时，由于手暴露在外，使用十分频繁，与外界环境关系密切，故要注意区分因为环境等原因造成的正常的手掌颜色与异常颜色的区别，比如，女性手掌颜色通常较男性掌色浅淡；工人、农民等手掌通常色深较为粗糙；在高原环境下生活的人掌色通常呈紫红色；长期抽烟的人手指通常发黄等。

二、异常颜色

（一）青色

青色在中医学中主寒证、痛证、瘀血、惊风及肝胆疾病。手掌发青常见于慢性肝炎、肝功能不全或者一些患有恶性病的病人手上。多提示血管有瘀血、缺血、缺氧或疼痛的情况。有肾脏病或贫血症的，手掌易发青；如掌部青筋明显，也叫静脉怒张，是肠内有粪便停滞。

若偏于青灰色，多提示血液循环不佳，或心脑血管病比较重的时期。若偏于青紫色，全手青紫多提示中毒、心肌梗死等；局部青紫多提示脏腑肿瘤或增生，或炎症伴有严重溃疡和糜烂。若青黄提示体内毒素增多。若青色较淡，多提示气滞血瘀、免疫力下降、女性月经周期紊乱等。若偏青白色，多提示气血亏虚、慢性消耗性疾病、寒凝血滞等。若偏青黑色，多见于肿瘤的晚期或心脑血管疾病突然发作时。

（二）红色

红色在中医学中主热，分实热和虚热，可表示血热、火盛。红色变暗，表示心脏功能不好；如手上出现红线，多提示高血压、风湿病或心脏病；手掌突变红茶色，可能是脑出血将发生的征兆；如手掌上出现红斑点，多提示肝炎或糖尿病。

若偏嫩红色，多提示有阴虚火旺，多见于内分泌紊乱、糖尿病及甲亢病人。若偏潮红色，多表示正在炎症期。若偏暗红色，在全手都出现时，多提示血压、血脂、血液黏稠度增高，或者有慢性炎症；若在局部出现，多见于炎症中后期或一些局部脏腑功能的亢进。若偏鲜红色，通常在手上会伴有出血点，多提示血液热毒较盛、在相应脏腑部位有出血现象。若偏紫红色，多提示曾患有热性的出血性疾病，不过现已痊愈。若偏咖啡色，首先要排除色素沉着或斑点，在全手出现后多提示血压、血脂、血黏稠度增高，易患心血管疾病；局部出现则提示伤口的愈合。

（三）黄色

黄色在中医学中主虚证和湿证，常见于有消化系统疾病、黄疸、贫血、肿瘤晚期等病人手上。手掌发黄或呈茶色，可能患上肝病；若在黄色的手掌中，大、小鱼际和指端发现充血性的红色或暗紫色的斑块，有可能发生肝硬化或肝癌；手掌萎而黄，表明大肠运纳失常，有腹胀、嗳气等症；如掌色淡黄，枯槁无光者，属脾胃气虚，气血不足；如黄中夹青者，属胃寒并伴有疼痛。

若黄色偏淡，多提示气血亏虚、脾胃虚弱，多见于消化吸收不良。若黄色偏亮，多提示湿热内蕴、黄疸、胆汁淤积等，可见于急性肝炎。若偏萎黄色，多提示体内有寒湿，常见于肝硬化、慢性肝炎、肝胆功能严重下降等的病人。若偏黄褐色，多提示痰湿体质，此类人多血脂较高，血液、肝胆中毒素较多。

（四）白色

白色在中医学中主虚证（气虚、血虚）等寒证、失血等。如指尖苍白，显示血流障碍，常见于贫血、白血病、微循环障碍、脏腑功能下降等。手背上起小的白色丘疹，暗示胆固醇过高。

若偏淡白色，多提示气血亏虚，或缺铁性贫血。若白色较枯槁、无光泽，多提示肾精亏虚、免疫力严重下降、慢性病等。若白色偏亮，呈皖白，多提示水肿或营养不良。若偏苍白色，多提示血压较低；若局部出现，提示相应脏腑功能下降。

（五）黑色

黑色在中医学中主肾虚、水饮、瘀血和寒证，多见于肿瘤、血液循环系统疾病、肾病综合征等。

第三节 手掌中的纹和线

一、1线

即感情线。主要代表呼吸系统、消化系统功能的强弱。

（一）标准1线

标准1线（图2-3-1），位于四指指根部下的一条弧形线。是从小指下部的外侧起，以弧形向食指方向延伸，停止在中指与食指的指缝下，但并没有流入指缝。纹线深长、明晰，颜色红润。标准正常的1线上不会出现锁链状、岛形样纹以及没有6线切过。起端可以出现少许向下的分支，向上的分支也以少为正常。

民间上我们将1线称为感情线，是因为认为这条线和我们的感情变化相关。但从现在的很多调查及研究来看，1线的走向变化在临床上和消化系统有密切联系的，通常感情、情绪的变化会影响到我们消化系统的功能，消化系统的功能状态反过来也会影响到我们情绪、心情。比如，我们通常在什么时候食欲会发生改变？悲伤的时候、高兴的时候。举几个例子来说，无论是在影视作品中还是在现实生活中，我们可以看到，一般女生失恋的时候会很喜欢吃东西，暴饮暴食，或者是一点东西都不想吃；如果我们发生了一些不开心的事也会不想吃饭，而一开心的时候就会觉得食欲很旺盛；很多人在压力比较大的时候，比如找工作或者考试前都会发现吃东西比平时多。而现在的研究还发现，当我们分别在开心的时候和不开心的时候进食，胃液分泌的多少和成分都是不同的。所以如果长期出现"感情"方面的问题而使饮食不正常不规律，那肯定会影响到我们消化系统的功能，从而在1线上反映出来。所以民间将其称为感情线也并非没有依据，说明咱们的祖辈们在生活中也确实观察到了这条线的变化和感情相关。

（二）疾病预示

（1）若1线直接流入到食指和中指指缝内（图2-3-2），提示胃肠植物神经功能紊乱，也可反映个人情绪不稳定。现实生活中，吃饭时常被父母批评教育的孩子手上较多出现此线。古语有"食不语"一说。因为在吃饭的时候，胃肠需要蠕动消化食物，血液主要集中在胃肠，这时候脑部的血液较少。若此时父母突然问他一些成绩问题或者一些他不爱听的、不愉快的话题等等，孩子会觉得非常压抑。加上儿童的神经不如成年人的稳定，情绪会随时受到诱导，这样会导致孩子的食欲突然的下降，这样一来，孩子就会变成不想吃，或者暴饮暴食。经常发生这样的情况，就会导致孩子胃肠植物神经功能紊乱，出现或特别瘦，或特别胖，而且性格怪异的现象。

无论是儿童还是成人，如果发现1线过长，那么要注意按时吃饭，不要在吃饭的时候，想那些工作的事情，或者不愉快或者过分愉快的事情，也不要在吃饭的时候，给别人施加压力。

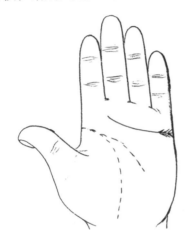
图2-3-1　标准1线

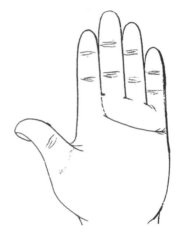
图2-3-2　1线直接流入食指和中指缝

（2）若1线末端分支，一支流入到食指和中指指缝内，另一支向食指第三关节腔延伸（图2-3-3），提示胃功能弱，消化吸收不良。通常是由于幼年的时候脾胃虚寒，可能是幼时得过痢疾、肠炎，或者经常的胃痛，那么成年以后就会出现这么一条分支到食指和中指的1线。出现这样情况的人，首先要注意合理安排饮食，同时要注意胃部保暖，如果小孩有胃寒，并且是冬天的话，建议可以经常喝点姜糖水（用红糖和生姜煮水），给孩子暖胃。

（3）若1线出现很多分枝（羽毛状纹理）（图2-3-4），多提示呼吸系统有炎症。

（4）在1线从无名指到中指这一段，多反映呼吸功能的强弱。分支多而乱或有数条6线切过（图2-3-5），多为慢性支气管炎，或支气管扩张。

（5）若1线在无名指下部被两条竖线切断者（图2-3-6），提示血压不稳定。它是7线变化后的线，可以看血压的偏高或偏低，但是需要结合血脂丘、酸碱区等的变化进行诊断。若在竖线的两旁有脂肪隆起，多患高脂血症，其血压偏高或偏低，要结合交感神经区看，副交感神经区小，交感神经区大者血压偏高，反之，血压偏低。

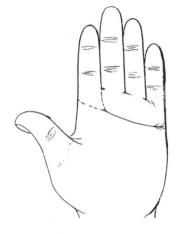

图2-3-3　1线末端分支

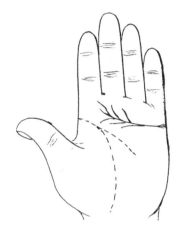

图2-3-4　1线羽毛状纹理

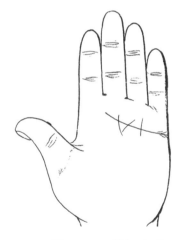

图2-3-5　6线切过1线

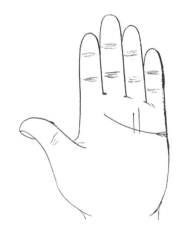

图2-3-6　无名指下两条竖纹切过1线

（6）若在小指下1线上出现岛纹（图2-3-7），提示有出现耳鸣的可能。

（7）若在无名指下1线上出现岛纹（图2-3-8），多提示视力下降，并且是由于后天环境影响，比如用眼过度，长时间上网看书等造成的。

（8）若1线起端十分光滑，没有向尺侧的一些小分支，同时在打击缘处又有明显小岛纹（图2-3-9），提示易患先天性不育症。

（9）若1线在无名指下发生畸断（图2-3-10），提示肝的功能较差，或早年患过严重疾病，引起肝脏的免疫功能改变。

（10）若1线起端出现大分叉或者发生中断（图2-3-11），多提示幼年时肺部患过疾病，且对身体影响较大。比如，感冒发热后导致发生肺炎。同时也提示体质较差，有下降的情况。

（11）在1线与2线之间的间隔，称为"方庭"。方庭狭窄，多肺活量较小。

（12）若1线过长到达食指第三关节腔（图2-3-12），提示自幼年就开始患有胃病。

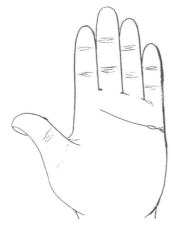

图2-3-7　小指下1线上岛纹

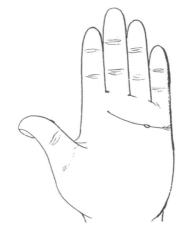

图2-3-8　无名指下1线上岛纹

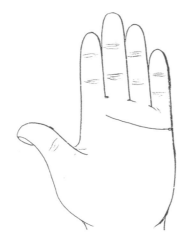

图2-3-9　1线起端光滑无分支，打击缘处小岛纹

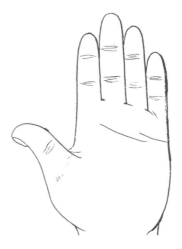

图2-3-10　1线无名指下畸断

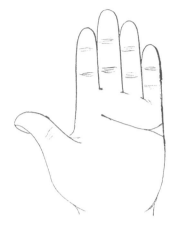

图2-3-11 1线起端大分叉或中断

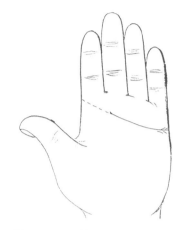

图2-3-12 1线过长达食指第三关节腔

二、2线

即智慧线。主要代表心、脑、神经系统功能的强弱。

2线与胚胎期的脑发育程度密切相关，所以又被称作脑线、智慧线。是因为它主要显示人的脑力活动、心脏功能和消化系统的功能。而这三种功能的强弱，直接影响着人的心理、思维、判断能力是否正常发挥。所以观察2线的标准与否，可以直接反映人的智力活动，故2线又称作智慧线。

2线所反映出的健康状况和疾病偏重于心血管系统、消化系统、神经系统以及精神状态方面的改变。

（一）标准2线

标准2线（图2-3-13），抛物线状，位于手掌的中央。起于食指的第三关节腔边缘，向小鱼际抛行，止于无名指中线。标准2线粗而长，明晰不断，颜色红润而有光泽，略微下垂，近掌心末端可有分支。解剖学上称为近端横曲线。凡具备标准2线者多身体健康，充满活力，心情愉快。

（二）疾病预示

（1）若2线过长超过无名指中线，尤其是到达小鱼际（图2-3-14），提示此人思考问题较多，感情丰富细腻，易出现神经衰弱、内向、情绪较为抑郁的现象。女子可能会因此出现内分泌失调，男子可能会因此出现性功能下降。

（2）若2线过长并向下靠近3线（图2-3-15），多提示有患抑郁症和胃部疾病的倾向。

（3）若2线过短（图2-3-16），多提示容易出现头痛眩晕的现象，临床上发现在癫痫病人手上多见此种2线。

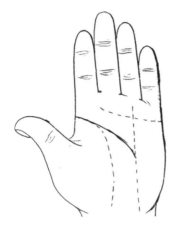

图2-3-13　标准2线

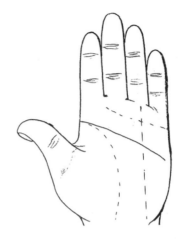

图2-3-14　2线过长

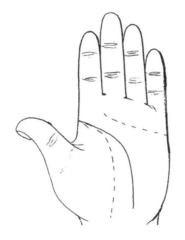

图2-3-15　2线过长向下靠近3线

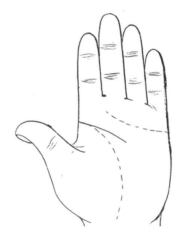

图2-3-16　2线过短

（4）若2线过于平直（图2-3-17），提示此人多性格直率，且情绪极易暴躁，易出现头痛现象，且多属神经血管性头痛。

（5）若2线既短，又很平直（图2-3-18），提示需要防止老年时发生脑萎缩。在老年人手上见到，并见高血压的时候，尤其要注意避免中风的出现。

（6）若2线出现分支，分支点靠近无名指垂线对应的2线的点（图2-3-

19①），提示易出现神经性头痛，同时表示这样的人非常聪明，但是由于用脑过度，脑部出现能量不足的现象。如果孩子出现这种情况，要及时补充卵磷脂、蛋白质、鱼头等类食品；分支点靠近中指垂线对应的2线的点（图2-3-19②），也提示会出现头痛现象，不过这种头痛多与心脏的供血情况有关。

（7）若2线出现分支，分支向上挑起（图2-3-20），则可能会出现头痛，并常是由颈椎病引起；若出现相邻的平行的两条分支，则提示患有淋巴结炎。

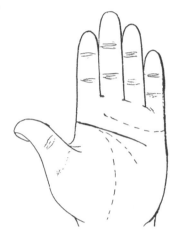

图2-3-17　2线过平直

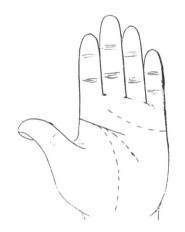

图2-3-18　2线过短过平直

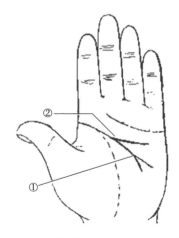

图2-3-19　2线分支点近无名指、中指垂线

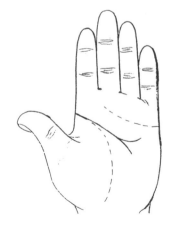

图2-3-20　2线分支向上挑起

（8）若2线较另外两条主线浅而且呈断续状（图2-3-21），提示低血压和脑供血不足的情况。

（9）若2线与3线起端分开为"川字掌"（图2-3-22），提示应注意保养身体，以防以后身体素质的急剧下降。

（10）若2线上出现岛纹（图2-3-23），小岛纹提示可能会出现近视眼等神经障碍性疾病及头痛眩晕的情况；大岛纹提示可能会出现梅尼埃综合征。

（11）若在2线末端出现"十"字纹或"米"字纹（图2-3-24），多提示顽固性头痛。若"十"字纹或"米"字纹同时在2线末端、3线末端、无名指下1线上的三个位置出现，则形成"三星高照"，要积极预防心脑血管方面的问题，以防止有发生中风或猝死的危险。若出现"☆"纹，则可能发生脑卒中如脑出血等，发病可较出现"米"字纹时急，但恢复较之快而好。

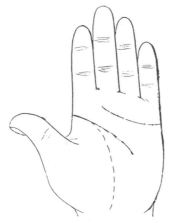

图2-3-21　2线浅且呈断续状

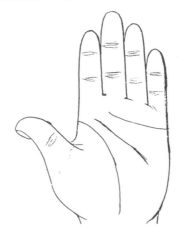

图2-3-22　川字掌

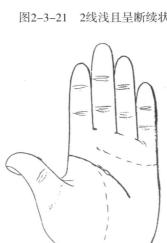

图2-3-23　2线上岛纹

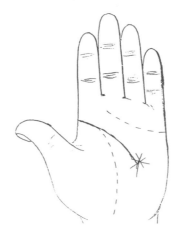

图2-3-24　2线末端"十""米"字纹

（12）若2线出现断裂（图2-3-25），多提示有头部外伤史引起的头痛，在老年人手上出现时尤要注意，要积极进行心脏和头脑部的检查，从而排除心脑血管重病的可能。

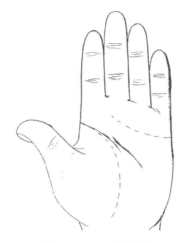

图2-3-25　2线断裂

三、3线

即生命线。主要代表生命力强弱。

3线被称之为人的"生命线"。掌纹医学观点认为，3线的长、短、粗、细的变化与机体的免疫功能有关。通过观察3线，我们可以判断人的体质，精力，免疫功能，遗传状态，健康状态以及所患疾病的轻重情况。同时3线在一定程度上还体现着家族的遗传基因，所以称之为"生命线"也有一定的意义。

（一）标准3线

标准3线（图2-3-26），起点位于食指指根线与拇指指根线中点，包绕整个拇指丘。经大鱼际圆弧部中央，延伸到中指，刚好切过中指中线（从中指的中间向手腕画一条垂直线，称为中指垂直线）。3线的边缘应该刚好在这条垂直线的边缘相合，不能跨过垂直线，也不能小于垂直线。

（二）疾病预示

（1）若3线起点较高（即高于食指指根线与拇指指根线中点）（图2-3-27），多提示此人情绪比较容易激动，脾气暴躁，而且对自己或他人要求较高，所以通常还可以反映此人有实证，如肝胆火旺，易患高血压。反之，若起点较低，通常可以反映此人有虚证，容易疲劳、消化不良，或易患慢性胃炎、低血压，其人常表现出情绪怯弱，优柔寡断。

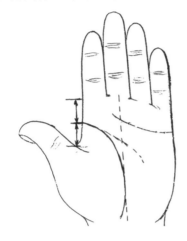
图2-3-26　标准3线

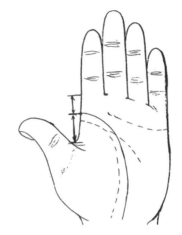
图2-3-27　3线起点较高

（2）若3线末端分支（图2-3-28）深浅与主线相同，或分支较为散乱，呈伞状，多提示会有腰腿关节痛的现象；若分支深浅较主线浅，提示可能有便秘的情况。

（3）若3线出现断裂，我们需要根据手掌年龄阶段的划分（即从手指缝向3线画弧线，使3线上每段长度近似相等，食指对应的一段为0～20，中指对应20～40，无名指对应40～60，小指对应60～80）和脏腑定位来分析在哪个年龄阶段，哪个脏腑会有出现或出现过某些疾病的可能（图2-3-29）。比如，3线尾部肾区出现断裂，提示在老年之后易患肾结石或肾积水。

一般3线断裂代表疾病可能会比较重，但临床上常可以见到断裂的3线会被变化后的5线或其他线连接起来，这是表示身体状况发生变化。常因生活方式发生改变、饮食调理、锻炼后体质变强，在相应年龄阶段发生重病的可能性变小，是一种比较好的现象，但如果在将断裂的3线连接起来的辅线上又出现了"米"字纹，则抵消掉了辅线所代表的积极意义，预后不是很好。

（4）若3线很短（图2-3-30），走到3线的一半突然中断消失，且线光滑没有分支，多提示可能有家族脑病史；而若很短且末端有分支，则多提示可能有家族肝病史。但对这两种情况，两只手都出现，其代表的疾病相关意义更大。

（5）若3线上端出现锁链样的小岛纹（图2-3-31），多提示此人呼吸道反而比较薄弱，易患呼吸道疾病，如慢性支气管炎。通常会结合1线一起分析。

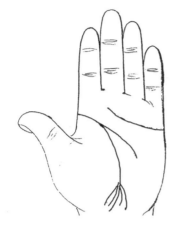

图2-3-28　3线末端分支

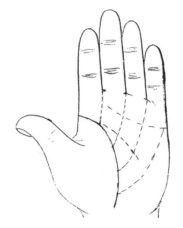

图2-3-29　3线断裂分区

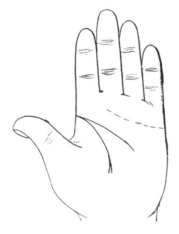

图2-3-30　3线短或伴分支

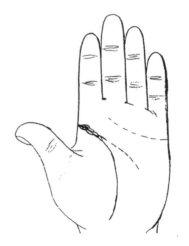

图2-3-31　3线上端锁链样岛纹

（6）若3线中央有大岛纹（图2-3-32），多提示脾或中焦脏器易患囊肿，同时胃、乳腺、肺部疾病有加重的可能。

（7）若3线下端出现岛纹（图2-3-33），要注意下腹部相应器官的问题。若下端出现大岛纹，提示随着年龄增长，有患腰腿痛的可能，而男子易患前列腺疾病，女子易患附件炎；若下端出现小岛纹，可能会有肿瘤倾向，比如子宫肌瘤；

若下端有狭长岛纹相切于3线而出，提示卵巢囊肿。

（8）若3线下端在靠近坎位处，有明显的和3线相切的三角形符号（图2-3-34），提示可能有疝气病史。

（9）若3线中央变细变弱（图2-3-35），多提示有发生突发性心肌梗死的可能。若出现这样的3线，一定要注意生活作息及饮食，要多食蔬菜、豆类，饮食清淡少盐，要忌烟酒，同时多做有氧运动。

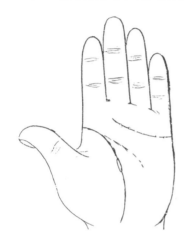

图2-3-32　3线中央大岛纹

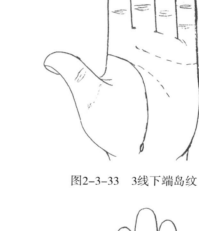

图2-3-33　3线下端岛纹

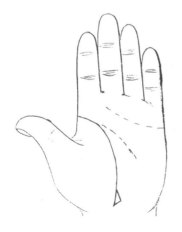

图2-3-34　3线下端与3线相切三角形符号

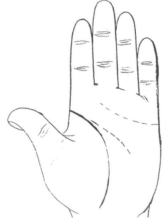

图2-3-35　3线中央变细弱

四、4线

即健康线。主要代表免疫功能强弱。

4线通常被称作"健康线",但是事实上出现"健康线"后恰恰反映的是身体的不健康。在2006年掌纹医学上海论坛上,大连掌纹医学研究所的魏爱民医生就提出,不再将4线叫"健康线",因为她所调查的300例白血病病人手中,几乎都有这条线。临床中也确实发现,手掌上没有4线的人提示身体健康,而有4线的人反而提示身体不健康。

4线反映的是肝、肾功能的强弱,和呼吸系统也有关系。同时,4线的出现和肿瘤的发生发展有关。

（一）标准4线

标准4线（图2-3-36）,起于大鱼际,斜形向小指方向的一条斜形线。以不接触大鱼际曲线为原则,向上不应插入1线,向下不应插入3线。

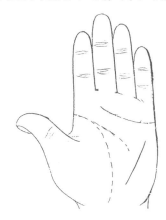

图2-3-36 标准4线

（二）疾病预示

（1）4线的走形不同,其代表的疾病也不同。一般4线弯弯曲曲（图2-3-37）表示肝肾功能不是很好;断断续续（图2-3-38）则表示脾胃功能较弱;若4线上出现岛纹（图2-3-39）,则提示肺部有炎症等;而若4线穿过3线（图2-3-40）则常提示心脏功能不佳。（有一个简单的记忆口诀:弯肝肾,断脾胃,岛形肺,心穿生命线。）

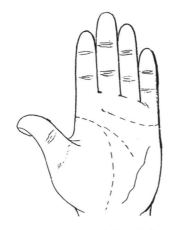

图2-3-37　4线弯弯曲曲

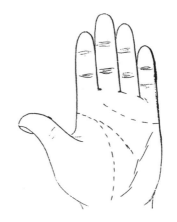

图2-3-38　4线断断续续

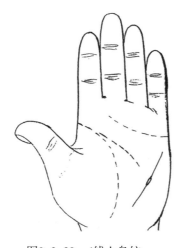

图2-3-39　4线上岛纹

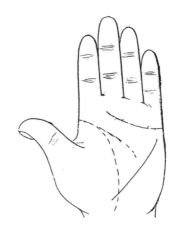

图2-3-40　4线穿过3线

（2）以手上不出现4线为佳，如果出现4线，而且4线插入1线（图2-3-41），均提示已有的疾病影响到了呼吸系统，或者呼吸系统的已有疾病影响到了肝脏的免疫功能。

（3）若4线与潜血线同时出现（图2-3-42），多提示健康状况下降并有出血倾向，临床上常见于患有消化道溃疡、血液病、肝硬化及癌症等病人手纹，萎缩性胃炎病人手上也十分常见。（潜血线，指在大鱼际，艮位、震位相交地方出现较深的一条十分明显的线。"潜血线"顾名思义，即提示身体有潜在性出血倾向，凝血机制不良，止血能力较差。常和4线一起形成一个倒"八"字，称"潜加健"。)

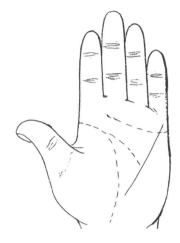

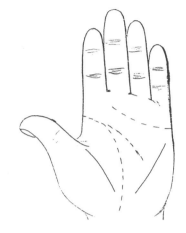

图2-3-41 4线插入1线　　　　　　图2-3-42 4线与潜血线

五、5线

即玉柱线。主要代表中老年心脑血管疾病。

（一）标准5线

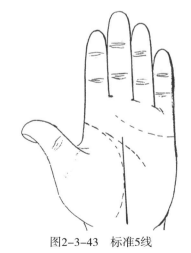

标准5线（图2-3-43），是从手掌的下方坎位向上伸出，通过手掌的中心位置（明堂）直达中指下方的纹线，如手中的柱子一般，贯穿天人地三线，故民间又称之为"玉柱线"。

5线与1、2、3线不同的是，此线不能太粗，明晰而不断最好。笔直而上，线上没有杂纹穿过，没有色斑沉淀。5线和健康的关系类似于4线，出现此线时是身体不健康的征兆。其线越深，健康状况越差。

（二）疾病预示

图2-3-43 标准5线

由于此线主要是提示心肺功能的强弱，年轻人手上出现5线，要引起注意，中老年时患心血管疾病的几率升高。5线常出现在学生等脑力工作者手上，故5线较为深长的人一定要注意锻炼身体，多做有氧运动。

六、6线

即干扰线。主要代表近期身体健康状况。

（一）标准6线

6线的位置不固定，在手掌的各个部位都可以出现。所有横切各主线或某些辅线的不正常的独立的纹线都可以成为6线。6线可以出现很多条，但是6线越多，反映身体的健康状况越差。

（二）疾病预示

（1）6线又被称为"干扰线"，对其他的掌纹有着干扰的作用，对于疾病的正常恢复有着干扰的作用。每个人的手上都会有6线，但是出现的位置很重要，出现在1、2、3线上的6线，对于身体健康的干扰最大。而一些细小的6线，也可以成为"井"字纹、"十"字纹的组合基础，这就要结合内脏分布区域来判断疾病了。

凡是超过1cm的长而且深的6线，都具有临床意义，提示所切过的主线所代表的炎症性疾病。若6线不密集切过3线，多提示在相应的年龄会出现体质下降的情况，而若在该年龄阶段已有慢性疾病，则提示会有变重或反复发作的可能。

（2）若手上出现大量的细、短、浅的6线（图2-3-44），提示近期比较劳累，持续性的疲劳引起了体质的下降。

（3）若6线密集地出现在咽喉区（即食指和中指指缝下的位置）（图2-3-45），多提示有慢性咽喉炎。若没有明显咽炎的症状，出现此纹的人通常会在长跑后，嗓子里会有较强的血腥味或土腥味。

（4）若6线切过11线，形成"水星垂纹"（图2-3-46），多提示泌尿系统功能的下降，易出现前列腺炎症、尿路感染等。

（5）若6线切过坎位肾区（图2-3-47），且6线深而长，多提示老年之后可能会出现由于肾的损害而导致的疾病；若6线较浅较短，则多提示在此年龄阶段易患有肾虚而导致的一些疾病。

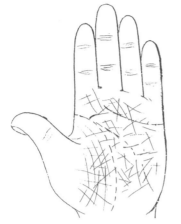

图2-3-44　大量的细、短、浅的6线

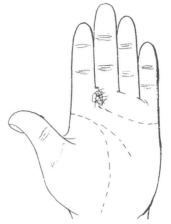

图2-3-45　咽喉区密集6线

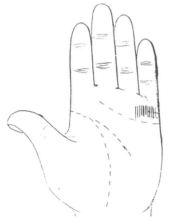

图2-3-46　6线切过11线水星垂纹

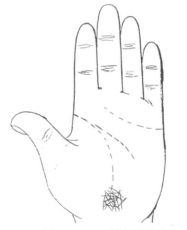

图2-3-47　6线切过坎位肾区

七、7线

即太阳线。主要代表血压变化。

（一）标准7线

标准7线（图2-3-48），手掌上的7线是不常见的线。7线实际上是5线的副线，又被称为"太阳线"。位于无名指下，比5线短。临床上代表的疾病意义并不多。

（二）疾病预示

（1）7线主要会影响到血压的变化。过短的7线不会影响血压；切过1线的7

线则提示血压升高；心肌供血不足的人，也可以见到细长的7线。

（2）如果出现过于深长的7线（图2-3-49），往往表示欲望太盛，追求过高。不容易用平和的心态处理人际关系，情绪也常常大起大落，另一方面则也会导致血压的不稳定。

（3）若在7线上形成大的"十"或"米"字纹（图2-3-50），多提示有患脑卒中的可能（注意和3线及2线末端的"米"字纹形成"三星高照"），同时，若还出现了2线末端有小岛纹，及3线分叉，则患病可能性更大，诊断意义也就更大。

（4）若7线呈"井"字（图2-3-51），或者出现几条极短的7线，都提示血压相对偏低的情况。

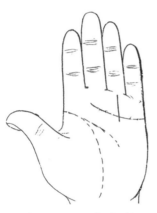

图2-3-48　标准7线

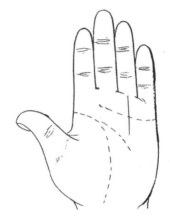

图2-3-49　7线过于深长

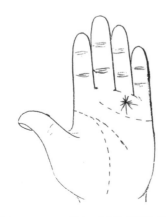

图2-3-50　7线上"十""米"字纹

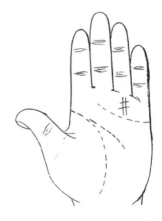

图2-3-51　7线呈"井"字

（5）若在7线上形成了明显的"丰"字纹（图2-3-52），多提示易患慢性支气管炎，同样，我们需要结合1线上在中指或无名指下是否有6线切过来综合判断。

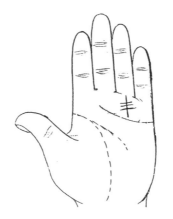

图2-3-52 7线上"丰"字纹

八、8线

即放纵线。主要代表生活状态。

（一）标准8线

8线（图2-3-53）又称放纵线、旅游线。位于小鱼际，腕横纹上1~2cm处，可以出现一条到三条短横线。

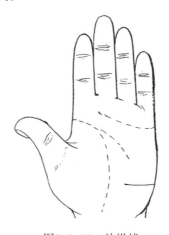

图2-3-53 放纵线

（二）疾病预示

（1）这条线出现多提示生活不规律，如长期熬夜，身心劳瘁，体力过度消耗

極簡手疗治百病

或者性生活过度、不节，嗜烟，嗜酒，长期服用安眠药、麻醉品等。

当我们生活作息开始不规律时，比如长期熬夜、嗜烟酒等，我们的胰岛素的分泌就会不正常，长此以往就会导致血糖代谢的失调，而出现糖尿病。所以当我们的手上出现了8线时，我们要积极调整生活作息、状态，放松心情，舒缓精神压力等，以防发展成糖尿病。因为现在有很多研究表明，糖尿病病人发病及血糖变化都与精神应激有密切的联系。情绪焦虑能使正常人的血糖值升高。负性生活事件应激，能够使糖耐量减低发展为糖尿病的几率升高。

但是，我们需要注意的是，出现8线不代表就一定已经患有糖尿病，主要说明近期的生活状态出现了改变，如果不及时调整，可能会导致胰岛素代谢的问题。

（2）但在临床中也有很多情况是出现了8线，但实际上被诊者并没有出现生活状态或者精神状态等的改变，这是由于8线与遗传也有一定的关系，主要代表糖尿病的遗传。若生活作息规律、生活状态正常的人手上出现8线，多提示此人长辈中有糖尿病病人，而其本人出现糖尿病的概率则相对较高。

（3）若8线比较细弱、呈断断续续的状态（图2-3-54），多提示易出现多梦、盗汗、失眠的现象。

（4）若8线在小鱼际呈网状（图2-3-55），多提示女子可能有月经不调，男子可能易出现滑精、肾虚腰痛的情况。

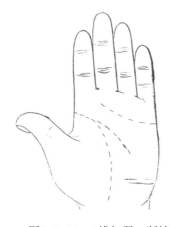 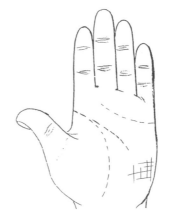

图2-3-54　8线细弱、断续　　　　图2-3-55　8线在小鱼际呈网状

九、9线

即过敏线，也称辐射线。主要代表过敏性体质。

（一）标准9线

标准9线（图2-3-56），起于食指与中指指缝间，以弧形延伸到无名指与小指指缝间。

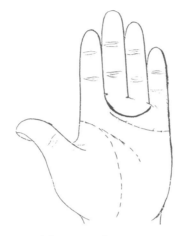

图2-3-56 标准9线

（二）疾病预示

（1）有9线的人多为过敏体质。临床发现有很多人都有9线，说明可能是由于环境或空气污染，导致过敏体质的人越来越多。在不（育）孕症的夫妻双方手上均有这条线时，要检查精子或者卵子是否有抗体产生而引起不（育）孕症。

（2）9线和过多接触放射线也有关系。很多接触电脑的人也会出现9线，嗜酒的人、经常醉酒的人，也容易出现此线。这又是因为不管是接触放射线还是接触电脑或者是饮酒，肝脏的解毒免疫功能都会受到影响，从而引起免疫反应而出现过敏。

（3）在一些情况下，9线的出现表示身体素质的下降。

（4）如果已经出现9线，也出现过敏反应的人，尽量少食用含有咖啡因、酒精等容易引起过敏的食品以及含糖精、色素和添加剂的食物，还要少接触一些放射性物质。同时多补充维生素B族、维生素E、硒、叶酸，食物可选大豆、全麦、洋葱、番茄等。

抗过敏的中药有紫草、炙甘草、牡蛎、黄柏、浮萍、黄芪、防风等。经常选用紫色的葡萄，连皮带籽打汁服用，也有抗过敏的效果。

十、10线

主要代表情绪的变化。

（一）标准10线

标准10线（图2-3-57），环绕着中指的基底部形成的弧形半月圆圈。

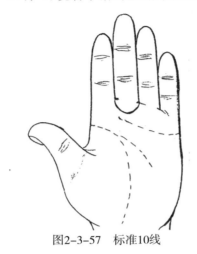

图2-3-57　标准10线

（二）疾病预示

10线反映的是因为情绪的改变而导致的肝气不舒。中医学认为"肝开窍于目"，所以眼睛视力不好的人，或者是遗传性近视的人，或者慢性肝损害的人，都会出现10线。也有研究发现，心情压抑，患忧郁症的人也会出现这条线。

代表视力减退的10线，同时在无名指与小指下的1线上出现一个眼睛状的小岛形纹，这种纹路的组合就表示这条10线代表的是肝气郁结导致的视力改变。

十一、11线

即性线。主要代表生殖、泌尿系统功能强弱。

（一）标准11线

标准11线（图2-3-58），位于小指根部，1线之上的短线。从手掌尺侧打击缘开始，到接近小指根部1/2处。在我国，多数人拥有两三条11线。正常的11线应该是深平练直，明晰不断，颜色浅红。表示泌尿生殖系统功能正常。

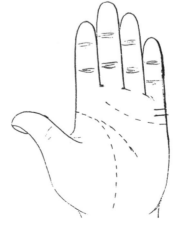

图2-3-58　标准11线

（二）疾病预示

（1）11线反映的是男女的生殖系统健康状况，没有或者只有1条很短的11线（图2-3-59），表示生殖能力下降。女子易出现尿道感染、子宫发育不良等；男子易出现少精、阳痿、肾虚等。

（2）若11线出现下弯，下弯到1线（图2-3-60），提示易患腰痛。

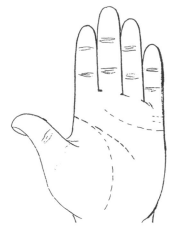

图2-3-59 11线短或无

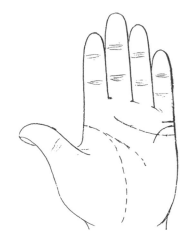

图2-3-60 11线下弯

（3）若11线出现上翘至小指和无名指指缝内（图2-3-61），多提示女性易难产，剖宫产的几率相对比较大。

（4）若11线前段出现分叉或出现小岛纹（图2-3-62），多提示有夫妻分居史或性生活障碍史。

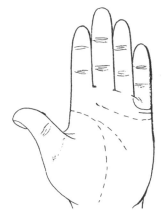

图2-3-61 11线上翘至小指和无名指指缝

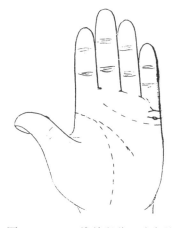

图2-3-62 11线前段分叉或岛纹

十二、12线

即肝酒线。表示肝脏的免疫功能的强弱。

（一）标准12线

标准12线（图2-3-63），起于小指掌指褶纹与1线中间，向无名指下延伸的一条横线。但要注意的不要与11线混淆。11线不会超过小指褶纹中线，而12线从无名指褶纹中线起始的一条线。

（二）疾病预示

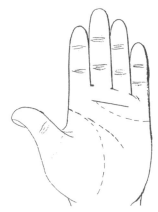

图2-3-63 标准12线

（1）12线的出现与肝脏的功能受到损伤有关系，一般12线的出现通常表示肝脏解毒能力的下降，可能是由于长期劳累、嗜酒、或者接触过毒品，造成了肝脏负担比较大，从而导致肝解毒功能下降。提示要尽量少食烟酒，以免更伤肝脏。

（2）若12线延长走到中指下的1线上（图2-3-64），多为关节炎信号，而临床上在痛风病人手上可以出现此线。

（3）如果在12线上还出现了岛纹（图2-3-65），多提示曾有过暴饮酒水而引起了肝脏的损害。

对于出现此线的人，为改善其肝脏功能状态，可以食用李子，因李子有帮助肝脏解毒的作用，有利于促进肝脏功能。同时，芦笋含叶酸，能促使细胞生长正常化，能有效改善肝功能异常症状，所以，可多食李子和芦笋。

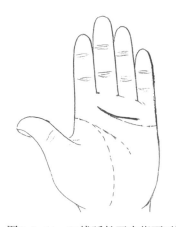

图2-3-64 12线延长至中指下1线

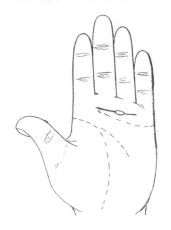

图2-3-65 12线上岛纹

十三、13线

即悉尼线。表示免疫性疾病与肿瘤遗传倾向。

（一）标准13线

13线（图2-3-66），实际上是2线的变异一直延伸到手掌尺侧。13线又被称为悉尼线。因为此线是在1970年前后，一些皮纹研究者在澳大利亚的悉尼市发现的一种特异的掌屈纹。他们认为，在先天风疹、白血病和先天愚型病人中，呈悉尼线掌纹者较多，而许多发育迟缓、学习不好、行为有异常的孩子，悉尼线也时常可以看到。但是知名手诊学者王晨霞在其书中提出，经她研究发现，在我国的人群的手上，13线和先天愚型几乎没有关系。

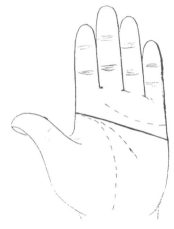

图2-3-66　13线

（二）疾病预示

（1）先天就有的13线，其深度、色泽与1线、3线接近。有此线出现，就不再出现2线。这种13线提示有免疫性疾病家族遗传的倾向。所以要注意防护，注重保健，以免重大疾病的发生。同时，先天就有的13线要是发生在右手上时，表示这种家族遗传的概率已经很低了，但是如果出现在左手上，家族病遗传的概率就很高。

（2）若13线是在2线原有的基础上延长产生的，其末端的深度和色泽明显浅于主线，当其延伸至手掌尺侧缘的时候，多提示体内有某种疾病导致了免疫功能的异常，若原本有基础性疾病，则有加重的趋势；若为肿瘤，则有恶变或转移的趋势。

（3）若13线是由一条6线从小鱼际长出后延伸至与2线相接而成，多提示免疫功能有异常，需要预防家族性遗传病的突然出现。

十四、14线

即通贯掌。表示遗传倾向。

（一）标准14线

14线（图2-3-67），与2线起点相同的一条深粗的横线，直达手掌尺侧（多数人起点于3线相交，少数人起点与3线分离），1线和2线融合成一条线，3线存在。14线在民间又被称为"通贯掌"。此线提示人体特征的遗传倾向极强，及其人的体质、智力、寿命，以及疾病的发展状况，均与家族中同有14线的亲人情况接近。

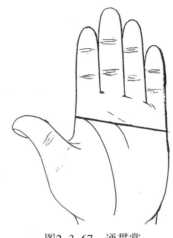

图2-3-67　通贯掌

（二）疾病预示

（1）有14线的人，性格通常比较固执，认定的事情就一定要做到，坚韧不拔。同时，容易激动、暴躁，自控力比较差，容易患头痛。可多食舒缓情绪的食物，比如紫菜、菠菜、洋葱和牛奶等。

（2）14线具有很强的遗传性。有14线的人，他（她）的性格、体质、身体状况、兴趣爱好等与他（她）长辈中具有14线的那一位会非常接近。有调查结果显示，通贯掌一般不提示什么特殊疾病，只是提示受家族的遗传基因影响很强。

第四节　掌中九宫八卦

一、巽位

巽位（图2-4-1）代表肝胆功能。此丘较高耸，颜色偏粉红，表示肝胆功能良好。若纹路散乱，皮肤粗糙，多提示肝胆功能有病变；若色偏暗，病理意义大。

（1）若巽位过分隆起，多提示胆固醇过高，

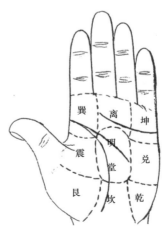

图2-4-1　九宫八卦示意图

血脂血压偏高，胆汁浓度偏高。如果肉质较硬，可有脂肪肝形成。

（2）巽位明显高于震位，常见于胆汁返流型胃炎。中医学中多见于肝胃不和之证。

（3）巽位塌陷、松软、黄白相间，提示胆道系统功能严重受损，常见于慢性胆囊炎、胆结石、胆囊息肉、胆萎缩、胆汁型肝硬化、胆囊癌等。同时可伴有妇科炎症等。

（4）巽位出现杂乱纹理，主要有"十""井""米"字纹（图2-4-2），及被方格状纹框起的三种纹。不管出现哪一种纹，都提示胆道系统疾病。"十""井"字纹主要提示炎症，如胆囊炎、胆管炎。"米"字纹提示胆囊内有结石形成，或胆囊内有息肉形成。（一旦出现"米"字纹，病人又没有做任何保健工作，通常在过1~3年后经B超可发现胆结石。）多伴有月经不调现象。

（5）在巽位中央偏下出现岛形、菱形、网纹、"井"字纹、"田"字纹等（图2-4-3），应考虑胆囊炎或胆结石；如果在食指的拇指侧上，有大大小小不同开头的暗褐色斑点，是胆结石的标志，小而密集成滞状或团块状，是泥沙样结石。

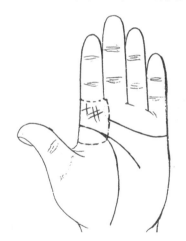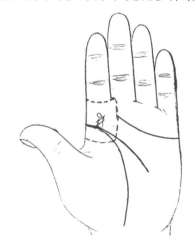

图2-4-2　巽位"十""井""米"字纹　　　图2-4-3　巽位岛形、菱形纹等

（6）若巽位出现不规则环形纹（图2-4-4），多提示脂肪肝。在靠近3线上方出现枣核状符号是早期脂肪肝，杏仁状符号是中度脂肪肝。

（7）巽位上出现红色斑点是肝阳火旺的病象，红如朱砂则是肝炎病象，淡褐色斑点是陈旧性病灶标志。

（8）若出现方形纹（图2-4-5），多提示肝胆解毒能力降低；若出现三角纹，多提示其人接触过毒品，或多次肌内注射过毒品。

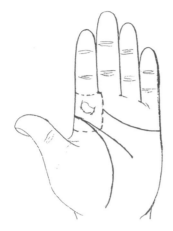

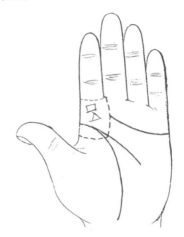

图2-4-4　巽位不规则环形纹　　　　图2-4-5　巽位方形、三角纹

二、离位

离位（图2-4-1）为心脏所主。正常离位应红润隆起，有弹性，无杂纹，和巽位、坤位的高低基本相同。若纹路散乱，颜色偏暗，多提示心脏功能弱；若过于低陷，青筋浮起者，多提示心力衰竭或心火旺盛。

（1）离位上，尤其在中指、无名指指缝下的部位，如果有杂乱的纹理（图2-4-6），提示心脏功能受到损害，会出现心悸、血压波动等症，多见于心绞痛、冠心病、高血压心脏病。中医学上多见心肾不交或心悸、失眠、多梦等。

（2）离位出现包绕中指无名指的环形线，提示生殖系统疾患。女子则可能有附件炎，男子则可能有前列腺炎。越清晰、越深刻则越顽固、越严重，相反则较轻。中医学上多提示肝肾不足，气滞血瘀或湿热下注等。

（3）离位出现"米"字纹（图2-4-7），主要提示心肌缺血、心绞痛。此时，如果离位的、2线末端的、3线末端的"米"字纹，遥相呼应，则提示有中风、猝死的危险。特别是老年人，当"米"字纹变得苍白、压之不起时，应立即加强对心脏的保护。中医学多认为是心肾不交或阴阳离决之象。

（4）在无名指下方出现横纹或菱形纹，多提示眼睛方面的疾病，但同时提示有心肝阴血不足之证。

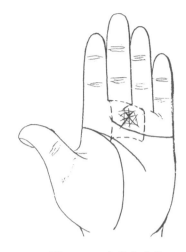
图2-4-6 离位杂乱纹理

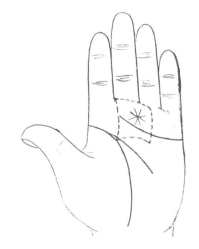
图2-4-7 离位"米"字纹

三、坤位

坤位（图2-4-1）为小腹器官所主。坤位正常应红润、隆起，有弹性，无杂纹。若纹路散乱，有异常符号，皮肤粗糙，色暗，多提示泌尿、生殖功能有病变；若低陷，浮筋，肤色白，多提示生殖功能弱，女性易宫寒不孕。

（1）坤位平坦，提示大、小肠的消化吸收功能减弱。中医学多见脾肾不足。

（2）坤位筋浮，苍白无力，布满杂乱的纹理，提示小腹内的器官功能虚弱（中医学属脾气不足，运化失常），泌尿生殖系统有慢性炎症。在中医诊断方面，易出现肾精亏虚，肾阳不足，女性易宫寒不孕、性冷淡，男性易阳痿、早泄、前列腺炎、不育。

（3）坤位呈淡红色时，提示泌尿道炎症。坤位呈青黄色时，提示性病。

四、兑位

兑位（图2-4-1）为呼吸系统所主。兑位正常是光洁隆起，纹路清晰，色泽红润，高度应与艮位相平。若纹路散乱，皮肤粗糙，色暗，多提示呼吸功能差；若此区低陷，浮筋，肤色枯白，多提示呼吸系统有慢性炎症，易患肺气肿。

（1）兑位上出现一些杂乱纹，如多条平行的纹线、"十"字纹、"米"字纹、方格形纹（图2-4-8），提示肠道的吸收排泄功能出现异常。

（2）兑位出现方格形纹框住的"米"字纹（图2-4-9），提示腹部手术引起肠粘连。兑位出现岛形纹，可考虑肠道肿瘤。

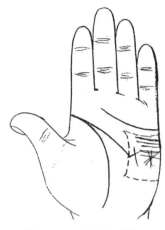 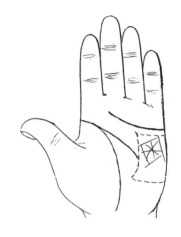

图2-4-8 兑位杂乱纹　　　　　图2-4-9 兑位方格形纹内"米"字纹

五、乾位

乾位（图2-4-1）代表心理状况和呼吸系统功能。乾位应该与兑位、艮位等高，色红润，无杂纹，光滑丰满。此区隆起色正，多提示心理健康。若纹路散乱，皮肤粗糙，多提示抑郁，易患神经衰弱。若低陷，筋浮骨显，肤色白，多提示呼吸系统功能衰弱。

（1）2线过长，而深入乾位出现皱褶，提示神经衰弱。从小鱼际的外缘向3线生长的横线（8线），2～3条同时生成（图2-4-10）。提示近期生活作息不规律、精神压力过大，或在隔代或直系亲属中必有糖尿病人，即使小孩也应注意。

（2）在乾位有岛纹或"十""米"字等纹理时（图2-4-11），提示肺的功能低下，易出现感冒和呼吸道感染等。下方出现菱形且两端有横线是肺功能弱，反复性发作的病象。放射状斑纹、星状纹、"米"字纹、"十"字纹，提示不同程度的炎症，与肺、气管有关。

（3）乾位塌陷或萎缩，多提示肺肾功能不足，可有性功能低下，生殖能力减退，或全身免疫力下降的表现。

（4）乾位掌侧弧度过于饱满隆起，多提示燥热阴虚。中老年容易患更年期综合征，中年女性则多发腰痛。

（5）乾位低陷，凹陷区伴有斑点杂纹，提示肾虚血瘀。女性则提示有妇科疾病，不易怀孕。如果凹陷区有褐色斑点，则提示湿热。如果凹陷中伴有杂纹，结合坎位和坤位对诊断更有意义。

（6）乾位如有太多杂乱散乱纹理（图2-4-12），且颜色灰暗，皮肤粗糙，提示神经衰弱，气滞血瘀，月经不调。

（7）乾位整个区域低陷，筋浮骨露，颜色枯白、淡黄、无润，多提示呼吸系统衰弱，易患感冒，肺肾功能不好，性功能差。

（8）乾位下部（靠近腕横纹）小指侧部，如果异常凹陷，并有红色斑点，多提示多发心脏病。如果脑出血病人应防止复发。

（9）乾位出现清晰的"十"字纹，提示女性有盆腔炎；"十"字交叉提示痛风；方格纹提示肾虚；菱形岛纹提示泌尿系统疾病。

（10）乾位如果有放射状星纹、横纹、竖纹或菱形纹、褐色斑片或斑点（图2-4-13），中医学属肺气虚弱体质，易感冒、咳嗽、哮喘。

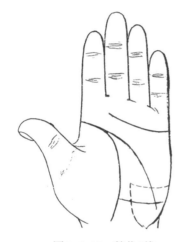

图2-4-10　乾位8线

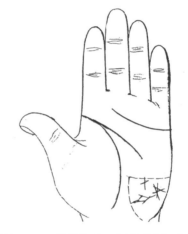

图2-4-11　乾位岛纹、"十""米"字纹

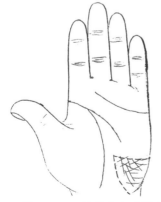

图2-4-12　乾位多杂乱散乱纹理

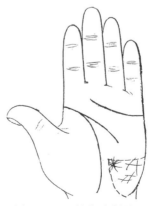

图2-4-13　乾位放射状星纹等杂纹

（11）乾位出现红斑片或紫红色团状，是痰热壅肺、肺气郁闭之象。

六、坎位

坎位（图2-4-1）代表泌尿生殖系统功能之强弱。坎位隆起，肉软光润，稍凹陷，是泌尿生殖系统功能良好。若低陷，青筋浮起，多提示泌尿系统功能较差，容易感染；若有菱形符号、"十"字纹，多提示前列腺炎，阳痿早泄，尿道炎及子宫、肛门病变；若地丘位纹杂乱，多提示肾功能差，易患不孕症。

（1）坎位上有"米"字纹，离位上和2线末端同时有"米"字纹（图2-4-14），提示要防止心绞痛猝死。

（2）单独的"米"字纹，提示生殖系统炎症或功能不足。

（3）坎位上的大岛形纹与3线衔接（图2-4-15），提示腹部胀气，肾虚腰痛等。

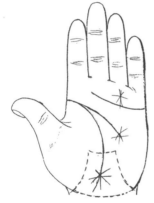
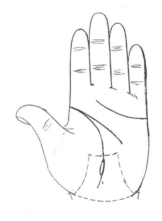

图2-4-14　坎位、离位、2线末端"米"字纹　　　图2-4-15　坎位大岛形纹

（4）坎位上的小岛形纹（图2-4-16），提示生殖系统肿瘤。女性可有子宫肌瘤、输卵管炎症、卵巢囊肿；男性可有前列腺肥大、增生、肿瘤。

（5）坎位上的大三角形样纹（图2-4-17），提示年轻时就有心肌供血不足的现象，老年时易患冠心病。

（6）坎位上的小三角形样纹（图2-4-18），只表示幼年缺钙或老年体虚多病，但同时反映生殖系统功能受损。

（7）坎位上的独立三角形样纹（图2-4-19），提示心脏有实质性病变，如冠心病、高血压、心脏病、中风后遗症及各种慢性病迁延到心脏。应结合其他手诊心脏部位合参。但也同时提示肾虚和生殖系统疾患。

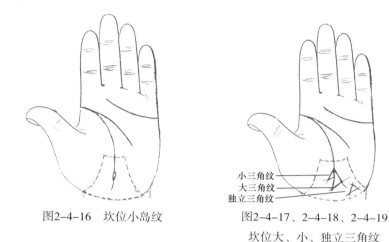

图2-4-16　坎位小岛纹　　　图2-4-17、2-4-18、2-4-19

小三角纹
大三角纹
独立三角纹

坎位大、小、独立三角纹

（8）坎位下的手腕线出现断裂或浅浮、细弱，甚至呈三角形冲向坎部（图2-4-20），提示泌尿生殖系统功能较弱，女性可有不孕症、习惯性流产、性冷淡；男性可有性功能减退、肾虚、早泄、不育。

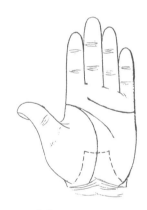

图2-4-20　坎位下手腕线断裂或浅浮、细弱

七、艮位

艮位（图2-4-1）为脾胃所主。此区隆起，软而光润，表示脾胃受纳运化功能良好。若色偏暗，皮肤粗糙，纹路散乱，多提示脾胃功能差；若静脉浮显，多提示便干；若色暗呈片状，多提示脾胃不和。

（1）艮位上有"井"字纹（图2-4-21），并有青筋浮起，色苍白青黄，压之肌肉松软无弹性，提示患有慢性消化系统疾病，甚至恶化。

（2）艮位出现明显的松软和塌陷，提示微循环很差，心脏功能衰弱。艮位若呈青黄色，就更严重了。（此处"塌陷"指手压后出现的指印凹陷久久不消失）

（3）艮位下边缘与坎位交接处有菱形纹（图2-4-22），可提示有痔疮。若菱形清晰，色泽较红，可认为痔疮正在发作，并且下血（风伤肠络）。

（4）艮位有杂乱的纹理（图2-4-23），提示胃肠功能紊乱。

（5）艮位上有青筋浮现，是脾胃不和的征象。

（6）艮位中外侧是呼吸区，有"米"字纹和红色斑出现（图2-4-24），是呼吸器官炎症表现，自下而上依次为肺、气管、咽喉、鼻。网状、巨型网状、"井"字纹、"田"字纹，是哮喘病的病象。

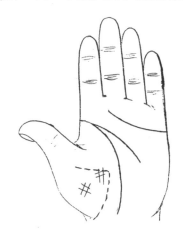

图2-4-21 艮位"井"字纹

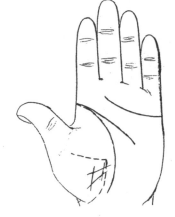

图2-4-22 艮位与坎位交接处菱形纹

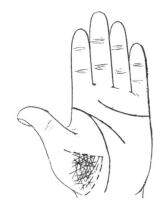

图2-4-23 艮位杂乱纹理

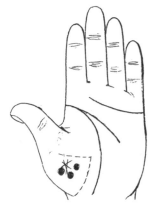

图2-4-24 艮位"米"字纹和红色斑

八、震位

震位（图2-4-1）代表神经系统功能，震位应低于艮位。震位有弹性、红润、饱满，表示体健勇敢，消化吸收功能正常，植物神经功能也正常。此区若过于发达，多提示此人易怒好斗。

（1）震位上部平软，出现许多毛状纹、星纹、6线（图2-4-25），多提示其人常精神紧张，生活失调而导致神经官能症，胃肠功能紊乱，胃的消化吸收功能较差。

（2）在震位上部，有似树叶状岛形样纹，提示慢性胃炎，而且时间长。如果岛纹上还有"米"字纹（图2-4-26），提示慢性胃炎伴有溃疡；岛纹部位有隆起，提示肥厚性胃炎；岛纹部位有塌陷，提示萎缩性胃炎。不论何型胃炎，治愈后岛纹都不会消失，反被方格状纹框起来，表示病情稳定。

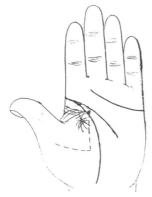

图2-4-25　震位上部毛状纹、星纹、6线　　图2-4-26　震位上部岛纹伴"米"字纹

（3）震位中下部塌陷或萎缩，反映了肾阴不足，性功能低下等中医学上的虚证。

（4）若纵纹多（图2-4-27），多提示有支气管炎，或喉癌倾向；若震位苍白，肉薄，多提示性功能差；若有"田"字纹明显出现，多提示患有胃溃疡病。

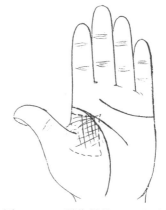

图2-4-27　震位纵纹、"田"字纹

九、明堂

明堂（2-4-1）反映心血管系统功能的强弱。明堂宜凹，色正，表示身体健康，情绪稳定。若纹路杂乱，多提示心情忧郁，失眠，身体虚弱；若肤色青暗，多提示气滞血瘀；若灼热，多提示虚火上炎；若冰凉，掌色枯白，多提示消化液分泌功能差。同时在温度上，健康人明堂应该是冬暖夏凉。

明堂在中指下、1线与2线之间的区域，可称之为脑区。

（1）若有"十"字纹，提示年轻人血管神经性头痛，中老年人则有动脉硬化倾向。

（2）若有"井"字纹或"米"字纹，或"田""甲""由"字纹（图2-4-28），提示脑供血不足或脑血管疾病，如脑血栓形成、脑梗死，年轻人则有神经衰弱。

明堂在中指下、2线与3线之间的区域，即掌心之内，可称之为心区。

（1）若有"十""井""申"字纹提示心肌缺血或冠心病等；若有"米"字纹提示有心肌炎，或将要发生冠心病或心肌梗死等。

（2）若有"丰"字纹（图2-4-29），提示病人有心脏神经官能症或有精神抑郁等。

（3）若过度的凹陷，则说明心气衰微，或有心力衰竭、心功能不全等。

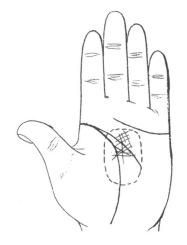
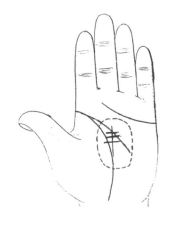

图2-4-28 明堂"井""米""田""甲""由"字纹　　　图2-4-29 明堂"丰"字纹

第五节　小儿食指络脉

　　食指络脉，是浮露于食指掌侧前缘的脉络，它是手太阴肺经的一个分支，所以望指纹与诊寸口脉有相似的临床意义。由于小儿脉部短小，诊病时常啼哭躁动，影响脉象的真实性，而其皮肤薄嫩，脉络易于暴露，指纹较为明显，故对3岁以下小孩常结合指纹的变化以辅助切诊。

一、食指络脉的三关分部

　　指纹分"风""气""命"三关，即食指第一节部位为"风关"，即掌指关节横纹向远端至第二节横纹之间；第二节为"气关"，即第二节横纹至第三节横纹之间；第三节为"命关"，即第三横纹至末端（图2-5-1）。

　　观察方法：用左手食、拇指握住小儿食指末端，以右手拇指在小儿食指掌侧，从指端向根部推几次，用力要适中，使指纹更为显现，便于观察。

　　正常络脉色泽浅红，红黄相兼，隐隐于风关之内，大多不浮露，甚至不明显，多是斜形、单枝、粗细适中。

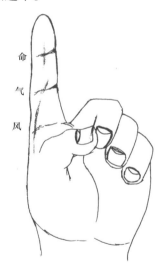

图2-5-1　食指络脉三关分部图

二、望食指络脉的临床意义

可从观察其色泽、长短及浮沉三方面的变化诊断疾病。浮沉分表里；红紫辨寒热；淡滞分虚实；三关定轻重。

（一）长短

络脉显于风关时，是邪气入络，邪浅而病轻。

络脉从风关透至气关，其色较深，是邪气入经。主邪深入而病重。

若络脉显于命关，是邪气深入脏腑，可能危及生命，因此称为命关。

若络脉直达指端，叫做"透关射甲"，病更凶险，预后不佳。

（二）浮沉

若络脉浮露者，主病在表，多见于外感表证。

若络脉沉滞者，主病在里，多见于外感及内伤之里证。

（三）深浅

色深浓者病重，色浅者病轻；色淡者为虚，色滞者为实。有阴阳暴脱者，由于阳气不达四末，以致浅淡到不见其形。若邪陷心包的闭证，常致气血郁闭，络脉色深而滞。

（四）色泽

色紫红，主内热；色鲜红，主外感表证；色青，主风，也主各种痛证；色淡为虚；紫黑色主血络闭郁，为病危之象。

（五）形状

络脉日渐增长的，为病进，日渐加重；日渐缩短的，为病退，日渐减轻。

阴虚阳浮者，多见络脉延长。

络脉增粗者，多属热证、实证；变细者，多属寒证、虚证。

单枝、斜形，多属病轻；弯曲、环形、多枝，为病重，多属实证。

第六节　甲诊

一、甲诊原理

指甲，中医学又称爪甲，由坚实的角化上皮所组成，是皮肤的附属器之一，位于手指末端。在胎儿3个月左右开始生长，至5个月左右即可生长成形，指甲每日生长0.1mm左右。

一般人使用右手较多，故右手指甲比左手指甲长得快。在同一只手上，中指指甲长得最快，拇指与小指较慢。手指甲的生长速度是足趾甲的4倍。指甲的生长受多种因素的影响，如性别、季节、年龄等。所以指甲也是机体健康的"窗口"，能在一定程度上反映机体体质、营养状况及生活习惯、环境、饮食、职业状况。

爪为筋之余，肝藏血，爪甲靠肝血的滋养；手是十二经脉起止交接的枢纽，手三阳经和手三阴经皆于甲床处沟通表里经气。有诸内必形诸外，故指甲能反映脏腑气血的病变。同时，由于指甲的表现往往在临床疾病前期出现，所以常可以进行自我监测、自我观察病情变化，及早就医防患于未然。

但是，和掌色一样，指甲由于暴露在外，与环境之间关系密切，所以很容易受到环境、饮食等各种因素的影响，我们要注意分辨在一些情况下出现的异常指甲状态并不代表疾病反应作用。

二、甲诊临床意义

（1）反映机体体质。体力劳动者，指甲常变厚变硬；脑力劳动者，指甲稍薄而软。

（2）反映生活习惯。喜欢啃甲的人会出现缺甲；长期吸烟的人指甲发黄。

（3）反映饮食。缺乏或过量食用某些元素，会变色、变形；多吃桔子，指甲会发黄。

（4）反映职业。工作中经常使用挥发性油剂的人指甲通常较脆；从事放射线工作的人甲色常比较晦暗、棱嵴增多、色素沉着、凹点。

（5）反映脏腑气血的病变。如反甲常提示肝血不足；指甲泛白常提示心血不足；指甲偏蓝常提示心血瘀阻；指甲偏黄常提示肝胆湿热。

（6）具有自我监测、自我观察病情变化、及早就医防患于未然作用。比如，胃癌病人中指的曲弯常凹变，左右手指甲的曲弯凹变，或指甲的黑条变。

三、指甲胚胎全息定位

五指并拢，对掌空握，指甲的分布恰像一个人体，类似胎儿缩影（图2-6-1）。拇指甲对应头颈；食指甲对应胸、背、手、肘；中指甲对应腹；无名指甲对应臀、膝；小指甲对应足踝。

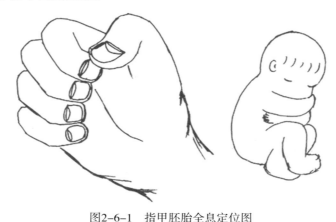

图2-6-1 指甲胚胎全息定位图

四、指甲的解剖组织名称

甲板（又称甲体、甲身）：即手指末端背面甲的角质板，半透明。

甲床（又称甲托）：位于甲板之下，牢固地附着于骨膜上，起承托指甲的作用，与甲板紧密相贴，其中有丰富的毛细血管网，经络融会贯通。

甲襞：环绕甲体周围的肌肤皱襞，支持甲体并供应血液与营养，甲襞孙络密集，呈微细网络组织。

另外，月痕是半月形的白甲，指甲半月弧（为没有充分角化的新生指甲）。（图2-6-2）

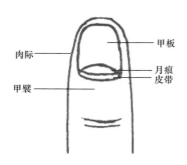

肉际
甲板
月痕
皮带
甲襞

图2-6-2 指甲解剖组织名称图

五、望甲方法

望甲方法与看手的方法相同，需要良好的光线，适宜的温度，各指自然伸直，逐一检查（甲体、甲床、月痕、甲襞），两手指甲对比。注意：染甲或有外伤史的指甲应除外。

六、标准指甲（健康人指甲）

（1）甲色均匀，淡粉红色，无其它颜色或斑、点、带色彩出现。向甲体加压时，变白色，停止加压时立即恢复淡红色。

（2）甲泽光滑，个个如一。

（3）甲质坚韧，有一定弹性，厚薄适当。

（4）甲缘整齐，无缺损变化。

（5）甲皮粘连，无分离改变。皮带和甲紧密粘连。

（6）有月痕，即有月形。

（7）甲襞柔，皱甲比1。

七、异常指甲疾病预示

（一）甲色异常及临床意义

1.白色

指甲淡白，压之白而无华，多是气血亏虚，如肝血不足，心血不足，肾精亏虚，多属贫血。

指甲上有横贯的白色条纹，可见于胃病，或砷、铅等金属中毒。

指甲上有两条固定不变的横贯的白色条纹，提示血中的白蛋白减少，多见于慢性肾病的低蛋白血症。

指甲平时为灰白色，提示肺病或肝病。

白甲也与消化系统疾病有关，如消化功能异常，结石，小儿蛔虫。

指甲呈乳白色，提示肾或肝脏有病。

2.红色

指甲红，多主热，一般为气分有热。

指甲红绛，一般为血分有热。

甲面上出现红斑多为炎症，热证，如慢性咽炎，扁桃体炎，心肌炎，胰腺炎，肠炎。月经期经常甲墙充血。

指甲紫暗，为瘀血阻滞，如心脏神经官能症。

指甲下出现红斑点或纵向红色条纹，说明毛细血管出血（可能由于高血压、心脏感染引起）。

3.黄色

指甲变黄，一般表示肝脏有疾患，如黄疸性肝炎，或者提示支气管炎。

指甲不仅发黄变厚，侧面弯曲度也大，生长缓慢，再加上有胸腔积液和淋巴水肿，为黄甲综合征。

黄铜模样的指甲，见于自身免疫性脱发症。

指尖周围黄，警惕恶性黑色素瘤。

长期服用四环素或吸烟，可变黄。

4.青色

指甲色青，多为寒证或外伤。

指甲色青紫，提示循环障碍，常为血瘀。

急腹症，指甲会突然变青色。

胎死腹中，指甲会持续性发青。

儿童指甲青，多为先天性心脏病。

5.紫色

提示血瘀，心脏病、血液病的特征。

6.绿色

爪甲部分或全部变绿，压之不褪色。

绿指甲显示体内细菌感染，如绿脓杆菌或绿色曲霉菌感染，称为绿甲综合征。

长期接触肥皂、洗涤剂的工人也可发生绿甲。

7.灰色

指甲干枯灰白色，多为肝病病人。

灰指甲也可出现，但其是皮癣菌侵犯甲板或甲下所引起的疾病。

8.蓝色

指甲根部蓝色半月状，意味着心脏功能障碍，如冠心病。

指甲发蓝或紫蓝色表示心脏功能障碍。

中毒（如阿直平中毒等）或服用某些药物（如：硫黄、亚硝酸盐、阿的平等）

也可引起蓝甲。

9.黑色

黑色线条或黑点、黑斑多为癌变,如肝恶变信号,恶病变中晚期。但也见于慢性支气管炎。

（二）形态异常及临床意义

1.甲半月异常

甲半月呈锯齿状（图2-6-3）,为心律失常。

甲半月过大（图2-6-4）,为高血压病。

甲半月呈地图边样（图2-6-5）,为胃癌。

偏月甲（图2-6-6）:甲半月偏斜不正,而不再成半月形,甲下色粉或粉红中出现苍白暗区。多因体内脏腑虚弱,气血亏极,多见于虚痨病、疲劳综合征。提示其体力消耗大,或营养吸收不良,体内入不敷出而造成机体抵抗力下降。若食指月痕偏斜,多提示有偏头痛。

缺月甲（图2-6-7）:指甲没有半月痕。如果所有指甲均没有半月,则提示这种甲的人易患循环系统疾病及血液病。如果拇指有,余下的各指没有,且甲下色淡暗呈粉红色,提示亚健康。半月痕可以稍有大小变化。如近期饮食起居失常,情绪紧张,身体疲乏,机体抵抗力减弱,月牙痕可变小。

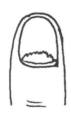 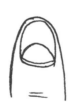 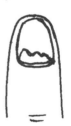

图2-6-3 甲半月呈锯齿　　图2-6-4 甲半月过大　　图2-6-5 甲半月呈地图边样

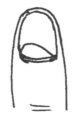 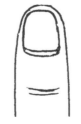

图2-6-6 偏月甲　　　　图2-6-7 缺月甲

2.长短异常

长甲（图2-6-8）：指甲面修长，甲长：甲宽=5：3，指甲长度占手指第一指节二分之一以上。一般提示此类人性格较温和不急躁，由精神刺激引起的疾病较少见，但体质先天较弱，免疫力较差，易患上急性炎症，如上呼吸道感染、胃肠炎，以及脑部、胸部的疾病及某些职业病。

短甲和小甲（图2-6-9）：指甲面短小，皱甲比=1.5～2，甲长：甲宽=3：5，指甲长度不到手指第一指节四分之一。甲色和甲下色正常，半月很小，有时隐于甲襞中。一般提示此类人属较易急躁冲动性格，情绪不稳定，不加调节易患肝阳上亢、胃病（如高血压、胃溃疡及肝病），其心脏先天较弱，较易发生腹、腰部及腿脚等下身疾病。如指甲尖平平并嵌进肉里，则较易发生神经痛、风湿等病。

50岁以上者，若此类指甲呈红色或棕色，易患脑血栓、脑出血和动脉硬化等重症（因而会出现顽固性头痛）。

小甲且呈红色者可能患心脏病。

短小甲，若甲色正常，表示健康；若甲色红，多提示心脑血管病。

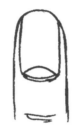
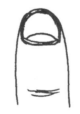

图2-6-8 长甲　　　　　图2-6-9 短甲和小甲

3.形状异常

半圆甲和圆甲（图2-6-10）：指甲呈圆形或半圆形。这种人看上去体格健壮，很少得病，实际上对疾病的反应不灵敏，一旦得病，病情就很重。如溃疡出血、胰腺炎、心功能紊乱，甚至癌症。平时易患眩晕、偏头痛。

窄甲和斜甲（图2-6-11）：指长度与长甲相当，但左右横径小，两侧肉际较宽。左右径约为甲长的三分之一，甲色不均匀，有轻微横向条纹。窄甲不正时则为斜甲。多提示易患颈椎病、腰椎病、脊髓病，脊椎骨较易发生异常，还易患骨质增生及心脏病。斜甲者可能脊椎变形。

宽甲和特宽甲（图2-6-12）：指甲面横径大，顶端更显，甲根部凹下，半月相应偏长，甲面对光可见轻微纵横沟纹，甲色和甲下色尚正常。宽甲多提示易患甲状腺功能变异性疾病、生殖功能低下症；特宽甲者，多提示易患不孕症或无精虫症。

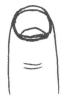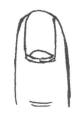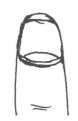

图2-6-10　半圆甲和圆甲　　　图2-6-11　窄甲和斜甲　　　图2-6-12　宽甲和特宽甲

方甲（图2-6-13）：指甲呈四方形。这种人体质比较差，多数是无力型。无明显大病，但易有遗传性疾病。若是女性，应警惕子宫和卵巢方面问题。若甲面上出现红斑，甲下色红紫相间，多提示易患循环系统疾病的心脏病。临床上发现方形甲还容易患胃炎。

大甲（图2-6-14）：指甲呈长方形，指甲大包围整个指头，看上去好像比手指还大，而且甲厚而硬。多提示肺、咽喉、气管等呼吸器官功能天生虚弱，易患感冒、肺炎、支气管炎。此类人多为肺气虚弱，且不注意自己的健康，有病也不在乎，耐病能力强，易得肿瘤和骨髓病。

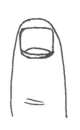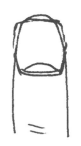

图2-6-13 方甲　　　　　　　图2-6-14　大甲

梯甲（矩形甲）（图2-6-15）：指甲上端横径小于根部横径，甲面长度适中，整个甲面如梯形，甲色、甲下色和半月较正常；有时半月可呈三角形或梯形。多提示易患呼吸系统疾病，如肺炎、支气管炎等。梯型甲若伴有月痕区明显增大提示不孕症或心脏功能欠佳。

三角甲（图2-6-16）：甲上端横径小于甲根部横径，为正三角形。甲上端横径大于甲根部横径，为逆三角形。也叫扇形甲。正三角形甲多提示易患肠炎、喉炎，易得中风和脑血栓。逆三角形若生在鼓槌指上，多提示有心、脑、血循环疾病，如中风等；若指甲惨白、暗黄可能正患病。另外，扇形甲的人，小时体质好，耐受能力强，智力发育一般都比较好，不注意保护身体，因此在成年或老年时易患十二指肠溃疡、胆囊炎、肝病。

倒甲（又叫嵌甲）（图2-6-17）：甲左右两端深嵌于左右肉际中，形成镶嵌状，如同甲倒入肉际中。但须排除因外伤及压挤所致。多因心脑功能紊乱所致。多属心神不安、脑府失养。提示易患神经系统疾病，如植物神经功能紊乱、循环系统障碍、失眠，甚至患歇斯底里症。

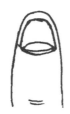 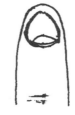 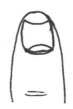

图2-6-15　梯甲（矩形甲）　　　图2-6-16　三角甲　　　图2-6-17　倒甲（嵌甲）

杵状甲（图2-6-18）：指、趾末端肥大，甲板也明显向纵、横方向增大，呈凸状膨出，向指、趾尖端包围弯曲。多提示肺部疾病、先天性心脏病。

碗形甲（图2-6-19）：呈扁圆，其形似碗称之为碗甲。多提示易患呼吸道、消化道慢性疾病。智力两极分化，一是智力很好；一是智力低下，如白痴，发育时期多病，成年后身体健康。

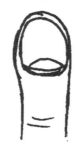 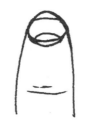

图2-6-18　杵状甲　　　　　图2-6-19　碗形甲

4.甲面异常

横沟甲（图2-6-20）：甲板表面上出现凹陷之横沟，多少不等，使甲表面凹凸不平，甲面透明度降低（严重者如洗衣板）。常提示肝功能异常，阴血亏虚，爪甲失养或劳累、紧张、忧虑过度、营养缺乏。多因邪热肺燥，气津不布，或肝气郁结，或气虚血瘀，以致爪甲失养。伴甲下瘀血者多为外伤。

纵沟甲（又称嵴棱甲）（图2-6-21）：由甲板向远端起纵行嵴棱，数目多少不等，往往平行，形成纵沟，使表面凹凸不平。多因肝肾不足，肝阳上亢，或气血双亏，或甲床损伤，以致阴阳失调，气血失和所致。有此种甲的人易患营养不良症、过敏症和呼吸系统疾病。常易出现神经衰弱，缺钙，长期失眠、多梦、易醒，难入睡。

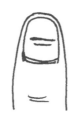 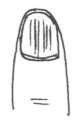

图2-6-20 横沟甲　　　　图2-6-21 纵沟甲（嵴棱甲）

串珠甲（图2-6-22）：这种甲的甲面出现纵向凹凸不平的串珠样或甲面内有串珠样斑点。多因脾胃虚弱，腐熟运化功能减弱所致爪甲失养。提示其营养不良，或肠道吸收功能障碍，体内微量元素缺乏及消化器官发生局部病变等。

柴糠甲（图2-6-23）：甲面无光泽，且自远端两侧增厚，变脆枯槁，呈黄朽木色，粉状蛀蚀或缺损，表面高低不平。表示虚证。多因血液不足，运行缓慢，爪甲失养所致。提示循环功能失常，肢端不得荣养而受风湿侵袭，易患脉管炎，肌萎缩等疾病，亦见于甲癣。

若指甲呈表玻璃样，提示肝萎缩、结核病。

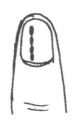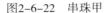 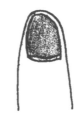

图2-6-22 串珠甲　　　　图2-6-23 柴糠甲

5.甲面出现斑点或线

白斑甲：甲面上有白色斑块，不透明，一般多指均见。成人出现白斑甲多因有脾胃大肠疾患和肾的病证。提示消化系统疾病、肠胃功能紊乱，习惯性便秘长期造成肠胃积滞也会出现点状白斑。儿童出现白斑甲多提示体内有蛔虫或缺钙。若白斑大、颜色浓者，提示蛔虫较多；若白斑小、颜色淡者，提示蛔虫较少。

红斑甲：甲面上有红斑、红点，甲下色紫暗或红白相间，半月不规则，甲襞不整齐。若斑色鲜红，多表示热证，炎症，如心内膜炎。若斑色暗红，表示瘀血，多见于心脉痹阻，寒凝或气滞而致血脉瘀阻。提示循环系统疾病，如冠心病、慢性出血症、血小板减少症等。环指甲床下有如"小红花"样斑点，在慢性乙肝病人甲上常见。

花斑甲：甲面光洁度不好，甲面不明润，有隐黄暗斑块，亦有微现的纵纹。多因脾胃病变或肾虚而致。提示患有消化系统疾病，并伴有肠道蛔虫症，或长期神经衰弱，易于疲乏倦息。

黑线甲：甲面上出现一条或几条细而黑的纵行线，甲下色不均匀，甲襞不整齐。月经失调、虚弱病人多见。多提示内分泌功能失调、妇女经期不定、痛经，也可是肿瘤征兆，往往出现在肿瘤症状发生前，也表示脑力和体力消耗过大。黑线甲还与人体遗传有关，有些人天生就有黑线在甲床内，不影响身体健康（黑色人种很普遍，黄色人种占千分之十六，白种人几乎没有）。

红线甲：甲上出现红线，多提示阴阳失调，寒热夹杂，容易失眠多梦、头脑不清，甚则头晕、头痛。

报伤甲：甲下出现星状、片状或块状且按之不散的瘀血斑点，其颜色呈暗色、青紫、黑色或黄色，可以报伤，故叫报伤甲。可显示身体相应脏器受伤状况和时间。

6.指甲质地异常

软薄甲（柔软甲、软化甲）：指甲面软薄缺少韧性，失去保护功能，甲下色淡，半月不整，甲襞也不规整。多见于失血病人，也见于病久体虚之人。提示肝血和精力不足，易患出血症、钙质缺乏症。

硬指甲：指甲硬而脆，易折断，多提示消化系统问题或营养不良。

瘪螺甲：指甲瘪缩，甲床苍白。多因大吐、大泻、大汗，以致气津暴脱；或暴病亡阴之重笃者，津涸液竭，致指甲瘪缩。

粗厚甲（灰指甲）：指（趾）甲远端或侧端日渐增厚，甲体表面失去光泽，呈灰白色，表面高低不平，质粗增厚，变脆枯槁，呈粉状蛀蚀或缺损，甲板下生污黄色斑，常伴有足丫湿气，为粗厚甲。常见于鹅爪风或甲癣病人，多因气虚血燥而受风，以致爪甲失去荣养而枯厚。也有水湿浸渍或湿毒外侵，阻遏气血所致的。

干枯甲：爪甲干枯。多主肝热。另外心阴不足，肝血亏虚，血运不畅也可见到。爪甲干枯常属凶候。

7.指甲曲度异常及脱落

凸甲（贝壳甲）（图2-6-24）：甲面中央明显凸起高于四周，甲端部下垂，象贝壳或倒覆的汤勺，甲板与甲床分离，指甲呈空壳状。有此种甲的人提示易患肺痨病，若甲根部出现紫色者更应注意。

凹甲（图2-6-25）：甲面中央凹下低于四周，甲面上有凹点和纵行细微的条沟，甲下色不均匀。多提示肝肾功能不佳，易于疲劳，精力不充沛，也易患不育症。

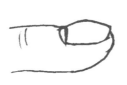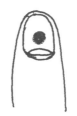

图2-6-24　凸甲（贝壳甲）　　　　　图2-6-25　凹甲

翘甲（图2-6-26）：指甲前端翘起，前高后低，前宽后窄，称为翘甲。这种人抵抗力低下，或准确地说，这种人有某种免疫性缺陷，所以长期患有某种慢性病，尤以上呼吸道炎症多见。

勺形甲（反甲）（图2-6-27）：甲板变薄发软，周边卷起，中央凹下，状如小勺，称为勺形甲。多因气血亏虚，多见于肝血不足，或脾失健运，营养不良，以致爪甲失养。多提示易患贫血，营养不良。常见于大病之后，或脾胃素虚，身体羸弱，或患癥瘕、积聚以及久痹之人。也可见于糖尿病。

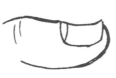

图2-6-26　翘甲图　　　　　　图2-6-27　勺形甲（反甲）

筒状甲（葱管甲）（图2-6-28）：指甲内卷如筒。按压后颜色变苍白，松开后也见苍白色。多见久病体虚或安逸少劳的人，属于气血两虚，机体抵抗力很弱，容易患绝症和重症。

剥甲（竹笋甲）：甲面与甲床逐渐分离，如剥笋状。初起时指甲游离端处发白、发空，向甲根部蔓延，甲变为灰白色，无光泽，并变软薄。多因心肝不足，气血两虚或失血所致。提示消化道出血或有其他出血及营养不良而致贫血等。也有因外伤或甲癣所致。

代甲（脱落甲、暴脱甲）：指甲自行脱落。多因患疽疔疮毒所致。排除外科疾患则为危候，称为"筋绝"，若不再复生，提示命门火衰，即身体虚弱已极，难以康复。如果一个或数个指甲的甲板周期性脱落，但能长出新甲，与家族史、遗传有关，可能是常染色体显形遗传。

啮缺甲（图2-6-29）：自咬甲缘，残缺不整，呈锯齿状，甲板出现轻重不同损伤。多见于小儿疳积、肠道寄生虫及心理内向型人。

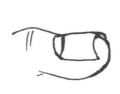
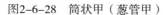
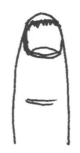

图2-6-28 筒状甲（葱管甲）　　　　图2-6-29 啮缺甲

第三章 手疗之基础

第一节　手疗概述

　　手疗是通过刺激人体手部如经外奇穴，手部全息反应区等特定部位，以疏通经络气血，调理脏腑阴阳，达到养生保健，防治疾病等目的的一种传统医学疗法。手部特定部位包括手部的经穴、经外奇穴、手部全息反应区、第二掌骨侧、穴位群等，具体的方式包括针灸、按摩、药物熏洗等，因操作部位基本都在手部，故统称为"手疗"。

第二节　手疗的历史背景

　　根据医学发展史，手疗的起源较早。在原始社会时期，人类就有搓揉、摩擦双手以改善血液循环、御寒、防止冻疮的本能行为。后来在偶然中对手部的某些特定部位按压，揉擦后能够起到缓解病痛的作用，便形成了手疗的雏形。自我国现存最早的经络书籍《足臂十一脉灸经》中最早出现与手相关的经脉的记述开始，《黄帝内经》《肘后备急方》《备急千金要方》《千金翼方》等多部古籍都有关于手部经络腧穴、手心握药等手疗法的记载，为手诊手疗法提供了理论依据。宋代以后，手疗得到了更为广泛的应用，如《世医得效方》《本草纲目》等记载了大量手心疗法药，用于治疗内、外、妇、儿等多种疾病。近代一些医家则在继承古人传统医学的基础上进行了发明和创新，如张颖清教授首创了生物全息律、第二掌骨侧穴位群以及手针疗法，充实了手针疗法的内容。

第三节　手疗方法

手疗方法有很多种，常用的手疗方法主要包括手部按摩、手浴、手针疗法等。本书手疗以简便易行为主，故主要介绍手部按摩及手浴疗法，手针疗法不做具体介绍。

手部按摩：是最常见、最方便、最适用的方法。手法包括按、点、揉、推、掐、捻、摇、拔、擦、摩、捏、拿12种，无论哪种具体方法，当以刺激度适宜为度；按摩工具除了自己的双手之外，还可以依据自己所处的环境及周围条件，适当借助如牙签、牙刷、梳子、夹子、吹风机等，具有一定刺激作用的简单的工具辅助治疗；按摩的时间则通常根据病种、病情和病人体质等情况决定。慢性病、顽固性疾病，按摩时间应较长，急性病、单纯性疾病，按摩时间可以缩短。一般来说，每个穴位或者反射区，每次按摩1~3分钟为宜，每天按摩1~2次即可，每日按摩控制在30~45分钟为宜。按摩的方向要根据疾病的性质和不同的穴位确定，通常顺时针方向为补，逆时针方向为泻。

手浴疗法：是利用药物煎汤的热蒸气，熏蒸手部，待温时再用药液淋洗、浸泡手的一种方法，属于熏洗疗法的范畴。

第四节　手疗注意事项

一、手疗条件

环境上，手疗普遍需要温度适宜、通风程度小的环境，所以多于室内进行。物质条件简单普通，施治者的双手和简单针具（大多为1寸的毫针），身边的牙签、牙刷、梳子、夹子、吹风机等均可用于施治，药物熏洗也多为常用、易得、价廉的中草药。

二、手疗须知

（1）手疗一般不强调特别体位，但年老体弱者可采用仰卧式。

（2）用药及按摩时间视病情而定，一般每日30分钟左右，或以手微微出汗为度。

（3）暴饮、暴食、饥饿、极度疲劳、剧烈运动后一小时内暂不宜按摩针刺。

（4）注意操作者及病人手部清洁。

（5）老年人多骨质疏松，骨骼较脆，关节僵硬；儿童皮肤娇嫩，注意手法要轻柔，药量要减少。

（6）手浴时，切勿误服汤液，表皮破损者禁用如生川乌、生南星等毒性过大及刺激较强的药物。

（7）手部有感染、坏疽和化脓性疾病者均禁用手疗法；皮肤过敏者，应慎用。

临床篇

第四章　呼吸系统疾病手诊与手疗

第一节　感冒

感冒是日常生活中最常见的疾病之一，又称伤风、伤风感冒，西医学上称为急性上呼吸道感染或急性鼻咽炎，是一种轻微的上呼吸道（鼻及喉部）病毒性感染。感冒又包括普通感冒和流行性感冒。普通感冒是上呼吸道（鼻、鼻咽、咽喉等）的急性炎症。流行性感冒，是由流感病毒引起的急性呼吸道传染病。

望手知疾

【临床症状】

（1）普通感冒：起病较急，主要表现为鼻部症状，如喷嚏、鼻塞、流清水样鼻涕，也可表现为咳嗽、咽干、咽痒或灼热感，甚至鼻后滴漏感。

（2）流行性感冒：临床表现与普通感冒相似，但全身症状较重，如持续高热、腰背疼痛、头痛、肌肉痛、食欲不振及疲乏无力等。

【掌纹特征】（图4-1-1）

★掌色苍白；腕部有青筋暴露。（①）

★艮部青暗色。（②）

★9线寸断。（③）

★肺区有红斑或菱形纹。（④）

★3线与2线形成"A"字纹。（⑤）

★鼻区、支气管区、肺区有白色斑点和乱纹。（⑥）

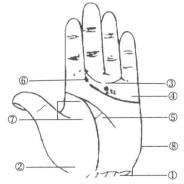

图4-1-1　感冒掌纹特征

★伴有消化道症状时，巽位隆起，色赤；呕吐剧烈时，可见震位下陷，肌肉松弛。（⑦）

★伴有肺炎或支气管炎发作时，1线纹理明显增多，并在乾、兑位有杂乱的纹理。（⑧）

【其他诊断】

（1）流感时，病人双眼含泪状，眼睛有红血丝。

（2）流感时双耳色红；普通感冒时双耳色发白，耳部血管扩张。

（3）舌质红，舌尖尤甚。

证候三调

【手疗】（图4-1-2、图4-1-3、图4-1-4）

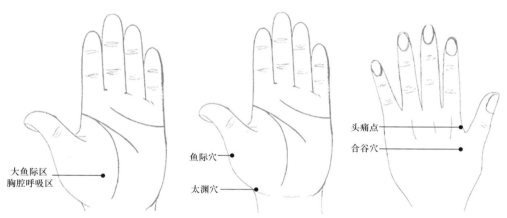

大鱼际区
胸腔呼吸区

鱼际穴

太渊穴

头痛点

合谷穴

图4-1-2　大鱼际、胸腔呼吸区　　　图4-1-3　鱼际、太渊穴　　　图4-1-4　合谷穴、头痛点

❶指压左右两手大鱼际，指压时要略有痛感才行，指压短时间后就会呈红润状，而且还会恢复原状。如果是轻微感冒，可依此法简单治疗。每次按压5~10秒，重复5~10次，随即换另一只手按压。

❷选胸腔呼吸区（即大鱼际部位）、鱼际穴、合谷穴，配太渊穴（刺激太渊穴可防止打喷嚏、咳嗽、流鼻涕等情形）。每穴3~5分钟，中等刺激，多用推、揉、点、搓法。如出现头痛加头痛点。

【食疗】

※风寒感冒

（1）大蒜红糖饮：取大蒜、生姜各15g，切片加水500ml，煎至250ml，临睡前加红糖适量服用。

（2）生姜炒米粥：生姜30～50g切片，炒米50g，共煮成粥，食盐调味后食用。

※风热感冒

（1）糖梨水：生梨1个，洗净连皮切碎，加冰糖隔水蒸服，适用于风热感冒咳嗽。

（2）菊花茶：杭菊花、枸杞子各60g，绍兴酒适量，浸泡10～20天，去渣加蜂蜜少许，早晚各饮25ml，适用于风热感冒头痛。

【动疗】

一般来说，如果感冒发热是不太建议做剧烈运动的，如果只是轻微感冒或是在恢复期，可以适量做些运动，不宜剧烈，常用的就是慢跑，散步也是不错的选择，注意运动量要适宜。

小贴士

（1）每天睡觉之前泡泡热水脚，水要高过脚面，泡到发红为止，每天最好15分钟，可以起到预防和治疗感冒的作用。

（2）注意手的卫生，勤洗手。

（3）保持室内通风，多喝水，多睡觉。

第二节　咳嗽

　　咳嗽是呼吸系统病证中最常见的症状之一，是人体为从气道排出异物的一种保护性反射动作。当异物、刺激性气体、呼吸道内分泌物等刺激呼吸道黏膜内的感受器时，冲动通过传入神经纤维传到延髓呼吸中枢，随即将信号传到呼吸肌，引起咳嗽。

　　咳嗽可在感冒、鼻窦炎、咽炎、气管炎等很多呼吸道疾病中出现，临床可分为湿热咳嗽、风寒咳嗽、风热咳嗽、伤风咳嗽等类型。

望手知疾

【临床症状】

　　咳嗽是肺气失于宣肃的表现，是外邪犯肺，或脏腑内伤，累及于肺所致。有声无痰为咳，有痰无声为嗽，一般多为痰声并见。

【掌纹特征】（图4-2-1）

★咽区暗红色，可有"井"字纹。（①）

★1线呈锁链状，尾端流入中指与食指缝内。（②）

★有9线。（③）

【其他诊断】

（1）湿热咳嗽：咳声重浊，胸闷，痰质黏量不多。湿热咳嗽的热重于湿者，由于肺气不宣，热伤津液，经常痰质黏，咳吐不利；而湿重于热者可能痰质稀量多。

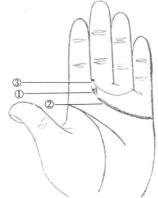

图4-2-1　咳嗽掌纹特征

（2）风寒咳嗽：咳嗽兼有寒象，如畏寒、痰清色白、舌淡脉迟等。

（3）风热咳嗽：咳嗽兼有热象，如发热、痰黄稠、舌红脉数等。

（4）伤风咳嗽：咳嗽兼有外感征象，如恶寒、发热、头项强痛、舌淡脉浮等。

证候三调

【手疗】（图4-2-2）

每天入浴或入睡前，先用左手拇指按压右手掌心食指根部下面的咳嗽点，再按压右手掌心与手背小指根部下面的区域。然后用右手拇指按压左手的上述部位。左右手各30次。按压指力不宜过重，有一定的力度即可。

【食疗】

（1）生姜＋红糖＋大蒜：将红糖与生姜一起熬水，再加2～3瓣大蒜一起煮，用小火煮10分钟，把蒜头的辣味煮掉。可用于痰多、色稀白、易咯的咳嗽，即寒性咳嗽。

（2）梨＋冰糖＋川贝母：把梨靠柄部横断切开，挖去中间核后放入2～3粒冰糖，5～6粒川贝母（川贝母要敲碎成末），把梨拼好放入碗里，上锅蒸30分钟左右即可，分2次吃。此方有润肺、止咳、化痰的作用。

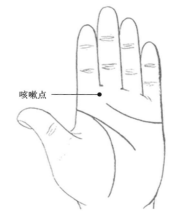

咳嗽点

图4-2-2　咳嗽点

【动疗】

咳嗽多会因为运动而加剧，因此，建议尽量避免剧烈运动。

小贴士

（1）休息可减轻病情，所以要注意休息。

（2）多喝水，补充身体消耗过多的水分。

（3）对于刺激性的食物如烟、酒、辛辣物、冷饮等，尽量禁食。

（4）早治疗，不要拖延。多呼吸新鲜空气。

第三节　支气管炎

　　支气管炎是气管、支气管黏膜及其周围组织的非特异性炎症。急性支气管炎通常是由病毒或细菌感染引起，可以持续数天或数周。慢性支气管炎并不一定是由感染所致，可以是非生物性因素所致。急性支气管炎特点是咳嗽和痰液的产生及呼吸道阻塞相关的症状如气促和喘鸣。

　　这里我们主要为大家介绍慢性支气管炎。

　　慢性支气管炎是气管、支气管黏膜及其周围组织的慢性非特异性炎症。临床上以咳嗽、咳痰为主要症状，每年持续3个月，连续2年或2年以上。

望手知疾

【临床症状】

（1）起病缓慢，病程长，反复急性发作导致病情加重。

（2）咳嗽：一般晨间咳嗽为主，睡眠时有阵咳和排痰。随着病情发展，咳嗽终年不愈。

（3）咳痰：一般为白色黏液性或浆液泡沫性，偶可带血。清晨排痰较多，起床后和体位变动可刺激排痰。

（4）气短或喘息：喘息明显者常称为喘息性支气管炎，部分可能合并支气管哮喘。若伴有肺气肿时可表现为活动后气短。

【掌纹特征】（图4-3-1）

★支气管区（无名指下方区域）出现"井"字纹或白色凸起，或偏红的斑片（块）。（①）

★无名指与中指下的1线上有方格纹与大量6线切过，可伴有"井"字纹、三角纹。（②）

★有时可有9线出现。（③）

★小鱼际处皮肤粗糙，颜色枯白，凹下，有青筋且不发达。（④）

★离位色泽青暗，有黄褐色发亮如老茧样突起（⑤）。

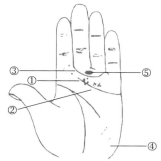

图4-3-1　支气管炎掌纹特征

【其他诊断】

（1）多见长甲，甲上伴有纵沟，尤以拇、食指多见。病程久，甲长而弯曲，甲壁厚。

（2）慢性支气管炎病人急性发作期，舌红或紫绀，伴多痰时，苔厚腻。

（3）舌下静脉变粗，舌下黏膜色红。

（4）呼吸系统薄弱的病人，鼻翼扇动，鼻子小而鼻孔大，微上翘，或鼻高肉薄。

证候三调

【手疗】（图4-3-2、图4-3-3）

❶ 手掌按摩术：经常指压拇指指甲下方的少商穴，再仔细按摩拇指第一节，便可畅通肺经循环，进而活泼呼吸器官功能。

❷ 手掌刺激术：分别用牙签扎刺少商穴、肺穴（手掌无名指第二、三指节缝间），每穴每次2分钟。

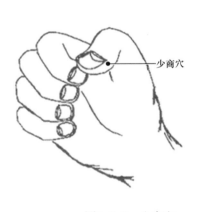

图4-3-2　少商穴

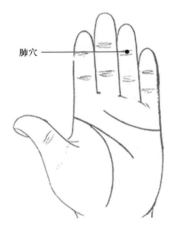

图4-3-3　肺穴

【食疗】

（1）雪梨1个削皮去核，纳入贝母粉9g、冰糖30g，隔水蒸熟食之，每日早、晚各1个。

（2）鲜橙1个连皮切成四瓣，加冰糖15g，隔水炖半小时，连皮食之，早、晚各1个。

（3）雪梨1个挖去果核，填入冰糖适量，隔水蒸熟食之，每日早、晚各1个。

（4）鲜百合2~3个，洗净捣烂滤汁，用温开水冲服，每日2~3次。

（5）芝麻、生姜各50g捣烂，加水适量煎汁服用，每日1剂。

【动疗】

腹式呼吸：腹式呼吸能保持呼吸道通畅，增加肺活量，减少慢性支气管炎的发作，预防肺气肿、肺源性心脏病的发生。具体方法：吸气时尽量使腹部隆起，呼气时尽力呼出使腹部凹下。每天锻炼2～3次，每次10～20分钟。

（1）有害气体和毒物如二氧化硫、一氧化碳、粉尘等会使病情加重，尽量避免。

（2）戒烟是预防慢性支气管炎的重要措施。

（3）多吃些清肺润肺的水果（如梨、西瓜、枇杷），少吃辛辣刺激的食物，多食清淡的食物，少吃甜食和过咸的食物。

（4）屋内要常通风换新空气，天气干燥时应在屋内放盆水或加湿器。

（5）避免感冒发热（由感冒引发肺炎是很严重的），少去人多空气不好的地方，避免呼吸道再次感染。

第四节 哮喘

哮喘，是支气管哮喘的简称，是一种以可逆性气流受限为特征的气道慢性炎症性疾病。临床上以反复发作的伴有哮鸣音的呼气性呼吸困难为基本特征，同时有咳嗽、气急、咯泡沫痰。病人男多于女，好发于秋冬季节，寒冷地区高于温暖地区。如果炎症长期得不到有效控制，可以出现气道重塑，引起不可逆性气道缩窄。

本病中医学称"哮喘"，以反复发作的哮喘、咳痰、气促、喉中痰鸣有声为主症。宿痰内伏，继感外邪，内外合邪，痰气交阻，肺失宣肃是本病的主要病机。临床统称"哮病"。

望手知疾

【临床症状】

（1）临床表现为反复发作性喘息，呼吸困难，胸闷或咳嗽，可经治疗缓解或自行缓解。

（2）常有家庭和个人过敏史，有荨麻疹、过敏性鼻炎或其他过敏史。

（3）典型的哮喘发病前有先兆症状，如打喷嚏、流涕、咳嗽、胸闷等，如不及时处理，可因支气管堵塞加重而出现哮喘。

（4）发作时有胸闷窒息感，并有干咳有哮鸣。每次发作历时数十分钟或数小时。

【掌纹特征】（图4-4-1）

★肝区扩大。（①）

★天庭变窄，偶有隆起。（②）

★肺区、支气管区、肾区有暗斑，咽区至1线尾端纹线深重杂乱、色暗。（③）

★1线、2线变浅。（④）

★有9线或10线出现。（⑤）

【其他诊断】

（1）耳上肺穴及肺穴的前1/3下呈点、片状白色小点，界限不清。

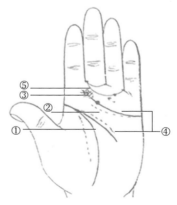

图4-4-1 哮喘掌纹特征

（2）眼睑轻度浮肿和轻微塌陷，双眼突然发作性奇痒，结膜水肿和轻度充血。

（3）食指和无名指指甲近端增宽。

证候三调

【手疗】（图4-4-2、图4-4-3）

❶ 如果在哮喘发作时，家属可以帮助病人揉一下鱼际穴，按揉方法是：用大拇指的指端在病人的一侧鱼际穴处用力向下按压，并作左右方向按揉。按揉时的压力必须使病人产生明显的酸胀感，频率约100次/分钟，一般按揉2～3分钟即可见效。

❷ 治疗哮喘的特效穴，首先是手掌食指、中之间的咳嗽点。在发作的时候应先对咳嗽点进行刺激。刺激的方法以香烟温灸的效果较好，感到热以后便离开，这样持续7～15次，基本上可以抑制发作。也可以用4～5根牙签在一起进行刺激。用牙签的尖头按压3秒钟后离开，然后再按压，反复7～15次。请注意不要用太强的刺激。

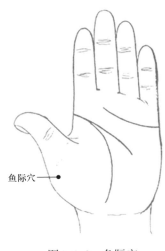

图4-4-2　鱼际穴

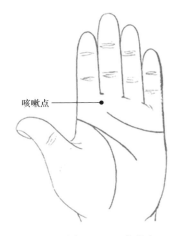

图4-4-3　咳嗽点

【食疗】

（1）豆腐500g，麦芽糖100g，生萝卜汁1杯。混合煮开，为一日量，分早、晚2次服。此食疗方对肺热型的哮喘病十分有效。

（2）杏仁5g，麻黄6g，豆腐100g。混合加水煮1小时，去渣，吃豆腐喝汤。

每天或隔天1服。此食疗方对哮喘病也很有效。

（3）鲜嫩丝瓜5个切碎，水煎去渣后给予口服；或用丝瓜藤汁，每次口服30ml，1日服3次。方法为取丝瓜藤离地面3～4尺处剪断，断端插入瓶中，鲜汁滴入瓶内。

【动疗】

哮喘病人多不能进行剧烈运动，剧烈运动可能会诱发哮喘发作。

（1）应尽可能避免或减少接触危险因素（包括过敏原、细菌、病毒、污染物、烟草烟雾、药物），以预防哮喘发作和症状加重。减少病人对危险因素的接触，可改善哮喘控制并减少治疗药物需求量。

（2）哮喘病人的日常护理，需要随时增添衣服；少吃鲜海鱼、虾、蟹、秋茄等食物；卧室既要保持一定温度和湿度，又要保持空气流通；应注意运动和耐寒锻炼。

（3）哮喘病人过冬天，四个注意记心间：

一要注意选衣穿，柔软宽松质纯棉；

二要注意选饮食，宜忌补避细细选；

三要注意居室净，彻底避开过敏原；

四要注意常活动，增强免疫好御寒。

第五节 慢性咽炎

慢性咽炎为咽黏膜、黏膜下及淋巴组织的慢性炎症。弥漫性咽部炎症常为上呼吸道慢性炎症的一部分；局限性咽部炎症则多为咽淋巴组织炎症。本病在临床中常见，病程长，症状容易反复发作。临床上可分为：慢性单纯性咽炎、慢性肥厚性咽炎、萎缩性及干燥性咽炎、慢性过敏性咽炎以及慢性反流性咽炎。

慢性咽炎在中医学中属于"梅核气"范畴。中医学将本病归纳为三种类型：①阴虚火炎型：咽部不适，痛势隐隐，有异物感，黏痰量少，伴有午后烦热，腰腿酸软，舌质红，脉象细数。②痰阻血瘀型：咽部干涩，痛呈刺痛，咽部深红，常因频频清嗓而恶心不适。舌质红、苔黄腻，脉滑而数。③阴虚津枯型：咽干甚痒，灼热燥痛，饮水后痛可暂缓，异物感明显，夜间多梦，耳鸣眼花。

望手知疾

【临床症状】

慢性咽炎多见于成年人，儿童也可出现。全身症状均不明显，以局部症状为主。各型慢性咽炎症状大致相似且多种多样，如咽部不适感、异物感，咽部分泌物不易咯出，咽部痒感、烧灼感、干燥感或刺激感，还可有微痛感。由于咽部异物感可表现为频繁吞咽。咽部分泌物少且不易咳出者常表现为习惯性的干咳及清嗓子咯痰动作，若用力咳嗽或清嗓子可引起咽部黏膜出血，造成分泌物中带血。

【掌纹特征】（图4-5-1）

★咽喉区出现白色或黄色偏红色、青暗的散浮斑点。症状重时，斑点红白而光亮。

★离位有一条与1线平行的6线，上有"米"字纹、"十"字纹或"井"字纹，颜色多偏红。（①）

★咽喉区有"井"字纹，凸起的黄色斑点或青暗色斑。（②）

【其他诊断】

（1）拇指甲内1/3处有一凸条变或翘变，无名指指甲前端红线下有一楔形红斑变。

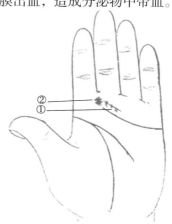

图4-5-1 慢性咽炎掌纹特征

（2）咽喉穴充血。

证候三调

【手疗】

入睡前或发病时，先用左手拇指按压右手掌心食指与中指根之间的区域，再用左手拇指与食指从前到后揉搓右手拇指第一关节至手指根部的区域。然后用右手拇指、食指按压揉搓左手的上述部位。左右手各30次。

【食疗】

（1）木蝴蝶3g，冰糖适量。将木蝴蝶用剪刀剪碎，与冰糖放入瓷杯中，以沸水冲泡，每次温浸10分钟后，代茶频饮。功效：清咽润喉。

（2）橘皮250g，水煎代茶。功效：燥湿化痰。

（3）乌梅5枚，水煎代茶饮。功效：生津润喉。

（4）经霜老丝瓜1条，白糖500g。丝瓜洗净、去籽、切碎，加水适量，煎煮1小时去渣，继续以小火煮至黏稠将要干锅时，停火，待凉，拌入干燥白糖把煎液吸净，混匀，晒干，然后压碎，装瓶。不拘时间，每次10g，以沸水冲化，代茶频饮。功效：清热化痰，凉血解毒。

【动疗】

（1）主动咳嗽，用拇指连续按摩天突穴（胸骨上窝正中），默数数字，从一到四，即向外咳嗽三四声，反复4~5次。

（2）上下齿紧扣，屏住呼吸，自上而下，将咽喉向口腔方向鼓，默数数字，从一到四换气一次，反复8~10次。

小贴士

（1）戒烟酒，积极治疗引起慢性咽炎的原发病（如急性咽炎、鼻和鼻咽部慢性炎症、反流性胃食道疾病等），尽量改善工作及生活环境。

（2）进行适当体育锻炼、正常作息、清淡饮食、保持良好的心理状态，以通过增强自身整体免疫功能状态来提高咽部黏膜局部功能状态。

（3）避免长期过度用声。

第六节　肺炎

肺炎是指终末气道、肺泡和肺间质的炎症。可由细菌、病毒、真菌、寄生虫等致病微生物，以及放射线、吸入性异物等理化因素引起。

在中医学中，肺炎的基本病机是痰热壅肺或外寒内饮。肺炎的病证名，出自《麻疹活人全书》，是内、儿科常见病之一。又名肺炎喘嗽、肺风痰喘。以发热、咳嗽、痰多、喘憋等为特征。起因多为外感风寒、风热之邪侵袭肺部，跟个人体质也有一定的关系。

望手知疾

【临床症状】

临床主要症状为发热、咳嗽、喘息、咳痰、痰中带血等，可伴胸痛或呼吸困难等。少数有恶心、呕吐、腹胀或腹泻等胃肠道症状，重证时可出现神志模糊、烦躁、嗜睡、昏迷等。

典型症状为寒战高热，体温高达39℃～40℃。早期为刺激性干咳，继而咯出白色黏液痰或带血丝痰，1～2天后，可咯出黏液血性痰、铁锈色痰、脓性痰，消散期痰量增多，痰黄而稀薄。

常有剧烈胸痛，呈针刺样，随咳嗽或深呼吸而加重，可向肩或腹部放射。

【掌纹特征】（图4-6-1）

★手掌灰暗无华，光泽不润。

★大小鱼际、坤离位及无名指一带色红赤，或在这些部位可见片状或斑点状红色出现。（①）

★掌心发热，十指尖冷。

★艮位色多见青白，有血管显露。（②）

【其他诊断】

（1）耳尖冷而耳根热者，肺炎高热不退。即使一时退热，继而会再度发热。

（2）舌边红，苔白如一层白雪满满盖住舌面，刮之不退。

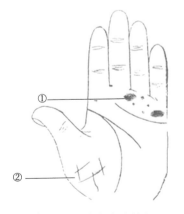

图4-6-1　肺炎掌纹特征

证候三调

【手疗】（图4-6-2、图4-6-3、图4-6-4）

病人肺炎时，家属及本人均可揉按相关穴位或部位进行调理，有助于恢复。一般而言，可以通过点灸咳嗽点、按揉鱼际穴和运揉劳宫穴来完成。具体方法是：

❶ 点灸咳嗽点。可用艾灸条或香烟温灸咳嗽点，得热后便离开，持续7～15次，也可以用4～5根牙签在一起进行刺激。用牙签的尖头按压3秒钟后离开，然后再按压，反复7～15次。注意不要用太强的刺激。

❷ 按揉鱼际穴。用大拇指的指端在病人的一侧鱼际穴处用力向下按压，并做左右方向按揉。按揉时的压力必须使病人产生明显的酸胀感，频率约100次/分钟，一般按揉2～3分钟即可。

❸ 运揉劳宫穴。用大拇指的指端在病人一侧掌心劳宫穴处做顺时针揉动。按揉时需要使病人产生明显的酸胀感，频率约30次/分钟，一般按揉3～5分钟，掌心发热即可。上述方法均可双侧操作。

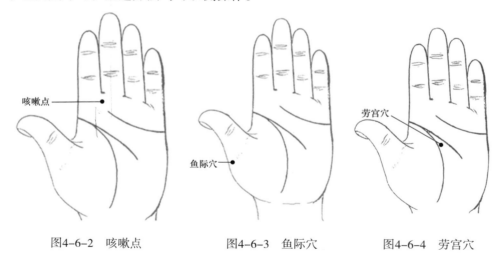

图4-6-2　咳嗽点　　　　　图4-6-3　鱼际穴　　　　　图4-6-4　劳宫穴

【食疗】

（1）鱼腥草蛋：鱼腥草1把，鸡蛋数个。用法：炖荷包蛋食用。

（2）荠菜姜汤：鲜荠菜100g，鲜姜10g，盐少许。用法：将荠菜洗净切碎，生姜切片，加清水4碗煮至2碗，用食盐调味，每日2次服用。

（3）贝母粥：先以粳米100g和砂糖适量煮粥，待粥成时，调入川贝母粉末5～

10g，再煮二三沸即可，上、下午温热分食。用于咳嗽咯吐黏痰不爽者。

（4）竹沥粥：粳米50g煮粥，待粥将成时，兑入竹沥50～100ml，稍煮即可，早、晚或上、下午温热分食。用于咯吐脓痰或间有神志欠清者。

【动疗】

肺炎期间，人的体质比较弱，建议多休息，尽量少运动。

（1）肺炎病人饮食适量，多饮水和进食水果对疾病的康复是有利的。多数水果对本病有益，但不宜吃甘温的水果，如桃、杏、李子、橘子等，以免助热生痰。

（2）食物应以高营养、清淡、易消化为宜，不要吃大鱼、大肉、过于油腻之品。

（3）平时注意防寒保暖，遇有气候变化，随时更换衣着。体虚易感者，可常服玉屏风散之类药物，预防发生外感。

（4）戒除吸烟，避免吸入粉尘和有毒或刺激性气体。

（5）进食或喂食时，注意力要集中，要求病人细嚼慢咽，避免边吃边说，致食物呛吸入肺。

第七节　过敏性鼻炎

过敏性鼻炎是特应性个体接触过敏原后主要由IgE介导的介质（主要是组胺）释放，并有多种免疫活性细胞和细胞因子等参与的鼻黏膜非感染性炎性疾病。即鼻黏膜在过敏原刺激下产生的过敏反应。

望手知疾

【临床症状】

因鼻腔黏膜和黏膜下组织发生过敏炎症反应，可表现为充血或者水肿，病人经常会出现鼻塞，流清水涕，鼻痒，喉部不适，咳嗽等症状。由于刺激因素的不同和发病机制的差异，临床上可有多种表现形式。如果将鼻黏膜反应性增高的临床证候群通称为"过敏性鼻炎"，这种模糊诊断常导致治疗上的束手无策，以致延误治疗，使鼻病经久不愈，为此，正确诊断才是防治鼻炎的关键。

【掌纹特征】（图4-7-1、图4-7-2）

★鼻区有暗青色斑点，凸起不明显。（①）

★鼻区有方格纹。（②）

★有9线出现，且可能为寸断状。（③）

★鼻区有黄茧样皮肤斑凸起。（④）

★3线与2线形成"A"字纹。（⑤）

★双手食指、中指指缝间掌面有方格纹。（⑥）

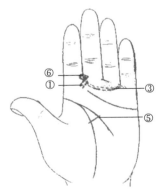 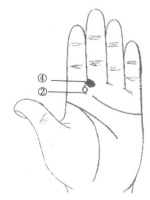

图4-7-1　过敏性鼻炎掌纹特征（1）　　图4-7-2　过敏性鼻炎掌纹特征（2）

【其他诊断】

甲诊：十指甲色淡白，无名指甲有紫色花纹。

证候三调

【手疗】（图4-7-3、图4-7-4、图4-7-5）

❶ 先用左手拇指与食指从前到后揉搓右手拇指与食指的第一关节至手指根部的区域，重点是拇指根部的鼻痛点。然后用右手拇指揉搓左手的上述部位。左右手各30次。

❷ 用强刺激法刺激合谷穴。可用香烟头灸治10～20次。如果一次不能根治打喷嚏、流鼻涕的现象，务必刺激到完全治愈为止。另外，如用香烟头灸治中冲穴、肺穴（手掌无名指第二、三指节缝间）、太渊穴、鼻痛点，可立即缓解打喷嚏、流鼻涕的现象。

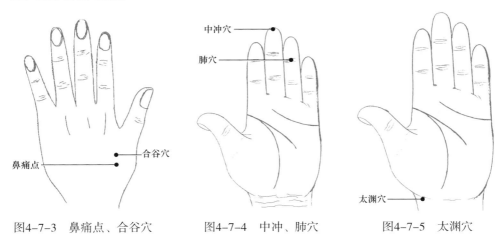

图4-7-3　鼻痛点、合谷穴　　　图4-7-4　中冲、肺穴　　　图4-7-5　太渊穴

【食疗】

治疗过敏性鼻炎，主要以扶正祛邪为主。

（1）丝瓜藤煲猪瘦肉清热消炎，解毒通窍，主治过敏性鼻炎急性发作、鼻流脓涕、脑重头痛。做法：取近根部的丝瓜藤3～5g洗净，猪瘦肉60g切块，同放锅内煮汤，至熟加少许盐调味，饮汤吃肉，5次为1个疗程，连用1～3个疗程自愈。

（2）柏叶猪鼻汤消炎通窍，养阴扶正，主治鼻流臭涕。做法：取猪鼻肉66g刮洗干净，用生柏叶30g，金钗斛6g，柴胡10g同放砂锅内，加清水4碗煎取1

碗，滤除药渣，冲入蜜糖60g、30度米酒30g，和匀饮之。

（3）黄花鱼头汤扶正祛邪，补中通窍。做法：取黄花鱼100g，洗净后用热油两面稍煎待用。将大枣15g去核洗净，用黄芪30g，白术15g，苍耳子10g，白芷10g，生姜3片共放砂锅内与鱼一起煎汤，待熟吃肉饮汁。

【动疗】

过敏性疾病在中医学中多属正虚邪侵，故充足的体育锻炼可提高自身抵抗力从而缓解疾病症状。季节性鼻炎与过敏原地区的病人因注意选择合适的季节与地点进行锻炼。

慢跑法：在空气清新的地方进行慢跑活动，根据自身体力状况选择运动量，一般以身体微微发热，呼吸稍微加快为度，时间宜长宜频，不可一次运动过量。刚开始每天可运动10分钟，之后隔天逐增10分钟，最适宜情况为每天运动1小时，可显著强健心肺功能。

小贴士

（1）本病有常年和季节性两种类型。常年性病人发病与工作生活环境有关，如打扫房屋、嗅到某种气味等情况下发作；季节性病人则在花粉播放期发作，花期一过不治"自愈"。其病人多有家庭史和过敏史，发病时皆觉鼻内发痒，有时鼻外等处发痒；季节性以眼痒较为突出。常伴有过敏性中耳炎、鼻窦炎、咽喉炎、哮喘性支气管炎，口服扑尔敏等抗过敏药可暂时缓解症状。

（2）过敏性鼻炎必须具备两个方面的条件才能患病，一是鼻敏感，二是过敏原，两者具备才能发病。故应注意两点：①远离过敏原，尽量回避可能对鼻腔造成刺激的环境。②保护鼻腔，常食用对呼吸道有益的食物，在发作期做好口鼻的防护工作，减小过敏反应对鼻腔的刺激。

第五章

心脑血管疾病手诊与手疗

第一节　高血压

　　高血压是常见的一组临床综合征，以体循环动脉血压长期高于正常指标为主要特征，常伴有心脏、血管、脑、肾等器官功能性或器质性的改变。目前病因尚未明确，根据其临床表现，中医学一般将本病概属"眩晕""头痛"等范畴。

　　高血压具有遗传性，有家族高血压史的子女应从小预防，成年以后应定期检查血压、血脂的情况。

望手知疾

【临床症状】

　　（1）静息时，收缩压≥140mmHg，舒张压≥90mmHg，两者有一项经两次检查核实者可诊断为高血压。

　　（2）确定高血压后，必须排除各种原因引起的症状性高血压，分清原发性高血压（约占95%）和继发性高血压（5%）。

　　（3）病情急骤发展，舒张压持续在130mmHg以上，并有眼底出血、渗血或者乳头水肿者，可诊断为急进性高血压，或称恶性高血压。病人多年轻，并主要以舒张压持续上升为主。

【掌纹特征】（图5-1-1）

　　★大鱼际肌肉隆起，掌色鲜红。（①）

　　★酸区扩大。（②）

　　★当乾位上的"五星"纹与离位上的"米"字纹相呼应时，应警惕脑血管

意外（"五星"纹和"米"字纹代表气滞血瘀）。（③）

★ 2线和1线明显变红，整个手掌也偏红。

★ 有切线在4线附近穿过2线，并与3线、1线相交者，警示脑血管系统病变。（④）

★ 7线上有岛纹或"十"字纹多会发生高血压、中风、冠心病和周围血管栓塞。（⑤）

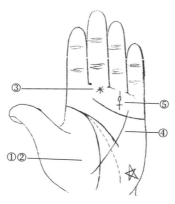

图5-1-1　高血压掌纹特征

【其他诊断】

（1）甲诊：多呈短甲，尤其双拇指为扁平的阔甲，拇指多短而坚硬。高血压病人的半月瓣多偏大，超过或达到指甲的1/3，指甲多青紫，左手食指甲中部、近、远端出现条形或哑铃形的色泽淡红的符号。

（2）舌诊：舌质紫暗，舌根多有黄腻苔。

（3）舌下诊：毛细血管扩张，舌下静脉呈蓝紫色。

证候三调

【手疗】（图5-1-2、图5-1-3）

❶按摩疗法：每天以指甲及指腹点掐关冲穴和中冲穴100次（关冲穴：无名指末节尺侧甲角旁一分，为三焦经井穴，有开窍泄热，清利喉舌的功效；中冲穴：中指尖端中央，为心包经井穴，有苏厥开窍，泄热镇惊的功效）。

❷手浴疗法：具有平肝潜阳，安神镇静功效，适用于肝阳上亢型高血压。

处方：吴茱萸、豨莶草各10g，罗布麻叶15g，夜交藤20g，牡蛎30g。上五味，加水，文火煎汤熏洗双手，20～30分钟/次，2～3次/日。

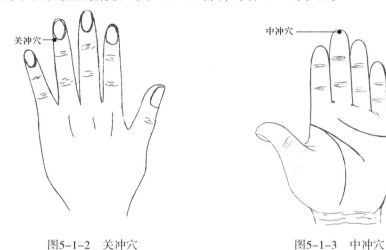

图5-1-2　关冲穴　　　　　　　　　　　　图5-1-3　中冲穴

【食疗】

（1）苹果含极为丰富的果胶，能降低血液中的胆固醇的浓度，还具有防止脂肪聚集的作用，有报告指出，每天吃一两个苹果的人，其血液中的胆固醇含量可降低10%以上。

（2）降压茶：山楂茶。山楂所含成分有增进消化，降低血脂，扩张血管等作用，方法是每次取1～2枚泡服。

【动疗】

（1）散步：研究发现，每天多次短距离散步比每天1次长距离散步效果更佳。每天4次短距离散步，每次10分钟具有降低血压的作用。

（2）按摩：按摩对降血压有较好的医疗作用，自我按摩可以缓解高血压。

分推前额：操作前先将两手搓热，用两手指腹在前额中线向头两侧分推20～30次，然后自攒竹穴至太阳穴分推20～30次。

指揉两颞：用两手拇指指腹分别在太阳穴后上方按揉，由点到面，逐渐扩大范围，反复按揉15～30次。

按揉颈后：按揉风池穴约1分钟，然后用手指指腹在颈后做自上而下的按揉约3分钟。

推擦降压沟：将双手食指与中指分开，以食指尺侧缘分别附着于耳后降压沟穴反复推擦，至耳后出现热感为止。

小贴士

（1）低盐饮食，食盐每天不超过5~10g，不吸烟，不喝酒。

（2）避免做剧烈运动。

（3）定期检查血脂，控制高脂肪饮食。

（4）保持大便通畅。

（5）避免情绪激动。

第二节　低血压

低血压指体循环动脉压力低于正常者，一般成人上肢血压低于90/60mmHg。常会出现在胃肠弱、瘦弱型且肌肉少的人和年轻女性。只是血压低并没有太大的问题，但有症状时就必须治疗。

自觉症状是乏力、容易疲倦、手脚发冷、头痛、肩膀酸痛、睡醒仍觉乏力、失眠、便秘、食欲不振等，一般在夏天症状较容易恶化。

低血压可分为原发性低血压、体位性低血压和症状性低血压。

望手知疾

【临床症状】

低血压可分为急性低血压与慢性低血压两大类：

（1）急性低血压：指血压由正常或较高水平突然明显下降。其主要表现为昏厥与休克两大临床综合征。

（2）伴有症状者，常见于体质性低血压、体位性低血压、内分泌功能紊乱所致的低血压、慢性消耗性疾病及营养不良所致的低血压、心血管疾病所致的低血压等。

【掌纹特征】（图5-2-1）

★3线尾端有断裂。（①）

★1线、2线、3线变浅，手掌削长。

★酸区缩小。（②）

★3线包含的面积过小。

【其他诊断】

耳诊：

（1）枕、额二穴呈点状白色边缘红晕；心穴表现为环状皱折，有光泽；肾上腺呈点状白色；屏间切迹下呈片状凹陷；降压沟下三分之一处可见点状或片状白色，有的则呈点状白色边缘红晕反应，均有光泽。

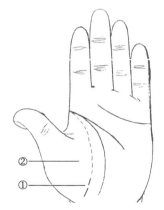

图5-2-1　低血压掌纹特征

（2）耳诊屏间切迹下、枕穴、额穴有压痛，屏间切迹下触及凹陷；枕穴、额穴可触及条索状物，降压沟下三分之一处压痛。

证候三调

【**手疗**】（图5-2-2、图5-2-3、图5-2-4、图5-2-5、图5-2-6、图5-2-7）

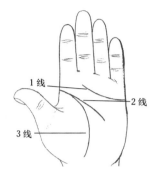

图5-2-2　1线、2线、3线

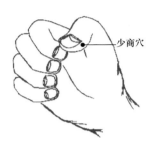

图5-2-3　少商穴

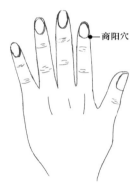

图5-2-4　商阳穴

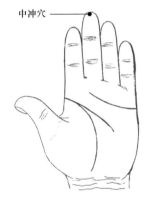

图5-2-5　中冲穴

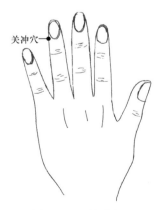

图5-2-6　关冲穴

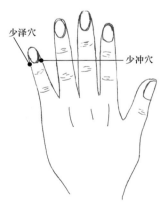

图5-2-7　少冲、少泽穴

取穴：1线，2线，3线，少商穴，商阳穴，中冲穴，关冲穴，少冲穴，少泽穴。

操作：推搓1线、2线、3线；掐揉少商、商阳、中冲、关冲、少冲、少泽穴，每次30分钟。每日按摩1次，10次为1个疗程。久用效佳。

【食疗】

（1）肉桂、桂枝、甘草各15g，五味子25g。水煎服。

（2）当归、黄芪、红枣各50g，鸡蛋4只。同煮熟，吃蛋喝汤，每日早、晚各1次，空腹吃。

（3）红枣15枚去核，栗子150g，净鸡1只。鸡切成块状，大火煸炒，后加佐料，煮至八成熟，加红枣、栗子焖熟食之。

【动疗】

（1）上举运动：双臂从身体两侧向头上方举起，双手相握，再慢慢伸直手指，随后吸气，同时双臂从两侧放下还原。

（2）仰卧抬腿：仰卧，双臂放于体侧，吸气，双膝弯曲，然后并拢上举，尽量触及胸部，恢复时呼气。重复5~6次。也可两腿轮流屈膝上举。

（3）双腿互换：呼气时上举一条腿，吸气时放下，再呼气时上举另一条腿，吸气时放下。重复4~5次。

（4）双手摸脚：两腿伸直坐在床上，上体前倾，双臂向前平伸，尽量用双手去摸双脚，重复5次。

小贴士

（1）积极参加体育锻炼，改善体质。

（2）适当增加营养，多吃汤类食品。

（3）每日食盐量可略高。

第三节 冠心病

冠心病是冠状动脉粥样硬化性心脏病的简称，是从中年就开始发生的一种疾病。本病是因冠状动脉粥样硬化，使血管腔狭窄或堵塞，导致心肌缺血缺氧而引起。临床上本病可有心绞痛、心律失常、心力衰竭、心肌梗死等表现，甚至可以发生猝死。高脂血症、糖尿病、高血压病常与本病的发生有关。

中医学多归属"心悸"范畴，辨证多为心血瘀阻。

望手知疾

【临床症状】

本病被分为五种类型：

（1）心绞痛（最常见类型）。

（2）心肌梗死（最严重类型）。

（3）猝死，由于原发性心脏骤停而猝然死亡。

（4）缺血性心脏病，表现为心脏增大、心力衰竭和心律失常。如无典型缺血症状，须行冠状动脉造影确诊。

（5）无症状心肌缺血，指无缺血症状，但静息或负荷试验后心电图有缺血性ST-T改变。

上述五种类型可合并出现。

【掌纹特征】（图5-3-1）

★酸区扩大。（①）

★天庭有"十"字纹或"米"字纹。（②）

★2线上有"米"字纹，离位有"米"字纹
（心脑功能下降）。（③④）

★3线尾端有岛纹，2线上有三角纹出现时，
提示患有隐性冠心病。（⑤⑥）

★3线的中下段出现三角纹，提示老年患冠心
病的机率较大。（⑦）

★2线尾端有岛纹或分作弧形两叉。（⑧）

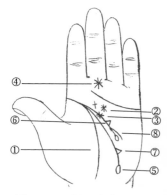

图5-3-1 冠心病掌纹特征

【其他诊断】

（1）耳诊：心穴呈点状白色或点状凹陷，界限清晰，边缘红晕或暗红，有光泽，多为先天性心脏病。

（2）耳垂皱褶纹：两侧耳垂有深而斜行向下的斜行连贯的皱褶，大多起自耳屏切迹，斜向后至耳垂外下缘，多呈星线形、弧形。

证候三调

【手疗】（图5-3-2、图5-3-3、图5-3-4、图5-3-5）

❶用拇指指甲甲缘按掐支沟、合谷穴，一按一松，连做20次。用拇指指腹

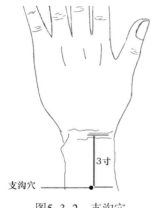

图5-3-2　支沟穴

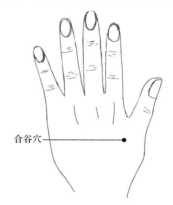

图5-3-3　合谷穴

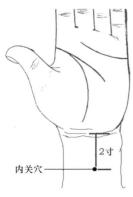

图5-3-4　内关穴

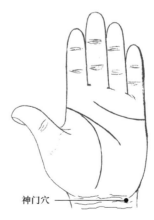

图5-3-5　神门穴

擦内关穴连做1分钟。每日按摩1次，10次为1个疗程。

❷按压内关、神门穴：按压上肢内侧近腕关节处的内关、神门穴各1分钟。

【食疗】

（1）桃仁山楂陈皮饮：桃仁6g，山楂15g，陈皮3g。开水沏或煎汤，代茶饮之。

（2）首乌百合粥：制何首乌15～30g，百合30g，枸杞子10g，大枣6枚，粳米100g，白糖适量。将何首乌放入砂锅内煎煮，去渣取浓汁，与百合、枸杞子、大枣、粳米、白糖共煮为粥，早、晚服食。

（3）桂浆粥：肉桂2～3g，粳米50～100g，红糖适量。将肉桂煎取浓汁去渣，再用粳米煮粥，待粥煮沸后，调入肉桂汁及红糖，同煮为粥。或用肉桂末1～2g调入粥内同煮服食。

【动疗】

（1）推摩胸部：手搓热后用手掌推摩胸部30～50次，重点在左侧，用力要适中。

（2）重按至阳穴：一手握拳，以拳背拇指的掌指关节处为着力点，重按背部中线肩胛骨下角所对第7、8胸椎之间的至阳穴50次。

（3）弹拨极泉穴：用右手拇指弹拨左侧腋窝中央的极泉穴，以有麻木感放射到手指、自己能耐受为度。

小贴士

（1）饮食注意：冠心病人在选择食物时，应注意选择一些脂肪和胆固醇含量较低，而维生素、食物纤维、有益的无机盐和微量元素较多的，并有降血脂、抗凝血作用的食物。

（2）少食或忌食食物：①动物脂肪，如猪油、黄油、羊油、鸡油等；②肥肉，包括猪、牛、羊等肥肉；③脑、骨髓、内脏、蛋黄、鱼子；④软体动物及贝壳类动物；⑤糖、盐、酒、烟、巧克力等。

（3）经常运动。每周做两三次适量运动，可减少得心脏疾病的危险。

第四节　心律失常

当心脏受到生理、病理因素影响时，发生了心跳的节律或速度的异常改变，则称为心律失常。

心率加快：心肌的耗氧量明显增加，心肌供血量减少，造成心肌缺血，容易引起心绞痛，甚至导致心力衰竭。

心率过快或过慢：心脏排血量减少，可以造成动脉内血栓的形成，引起肢体及其他部位缺血。

心跳太慢或暂停：可引起一过性脑缺氧、昏厥。

望手知疾

【临床症状】

正常心脏的起搏点为窦房结，频率为60~100次/分。心律不齐时，心跳频率超过100次/分，或低于60次/分，以及节律不齐。可出现心悸、胸闷、气短、活动受限等症状。

【掌纹特征】（图5-4-1）

★天庭有"十"字纹，偶见有青色血管或红色斑点（①）。

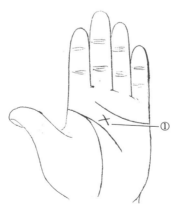

图5-4-1　心律失常掌纹特征

【其他诊断】

（1）甲诊：食指指甲中部见扁平状变，或出现稍弯曲状改变。甲质较为软薄。

（2）耳诊：心穴呈龟裂样，发作时多呈暗红色，为窦性心动过速。心穴呈环形皱褶，可触及片状隆起，质稍硬，为心动过缓。

证候三调

【手疗】（图5-4-2、图5-4-3、图5-4-4）

用力摩擦手掌，搓揉掌心，摩擦小指各侧至温热，点按掌心，点揉少府、神门、大陵、少冲穴，动作要缓和，注意保暖。每个穴位按揉20下，每日1次。

附：少府穴（心经荥穴，第四、五掌骨间，握拳时小指指尖处，有清心泻火的作用），神门穴（心经原穴，腕横纹上，豌豆骨桡侧，有宁心安神的作用），大陵穴（心包经原穴，腕横纹上，两筋之间，有宁心安神、宽胸和胃的作用），少冲穴（心经井穴，小指桡侧甲角一分，有泻心火、息肝风的作用）。

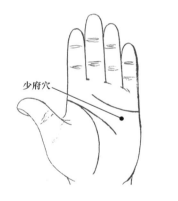

图5-4-2　少府穴

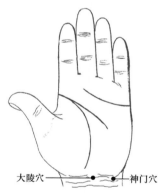

图5-4-3　神门、大陵穴

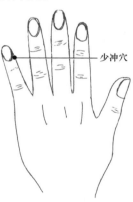

图5-4-4　少冲穴

【食疗】

（1）黄芪百合汤：黄芪60g，百合200g。先将黄芪单煎取汁1500ml，然后加入百合熬煮至烂熟，食用时可加糖。

（2）小麦粥：小麦30～60g，粳米100g，大枣5枚。将小麦洗净后，加水煮熟，捞去小麦取汁，再入粳米、大枣同煮。或先将小麦捣碎，同枣、米煮粥食用。

【动疗】

（1）散步：散步运动量较小，是冠心病病人最方便、最安全的运动。散步的持续时间应根据自己的病情及体质而定，最短不少于15分钟，最长不超过1小时，一般以20~30分钟为宜，每天至少2次。长期坚持，方可见效。

（2）摩胸操：以一手掌紧贴胸部由上向下按摩，两手交替进行，按摩30次。按摩时不宜隔衣。

（3）起落呼吸运动：站位，两足与肩同宽，两臂由体前上举至与肩平，吸气，两臂还原同时呼气，练8~16次。

小贴士

（1）运动要有规律：一般主张每周运动4小时，可以平均分配时间，即每天30分钟左右，也可以依据情况每周运动5天，休息2天。

（2）运动强度不宜过大：一般选择中、低强度的运动方式来进行长期锻炼。

（3）运动前做好准备活动。

（4）运动中保持有氧状态：运动属于有氧还是无氧状态与运动强度、时间以及自身状况密切相关。如果自感气促、心慌、出汗多则表明已缺氧，此时应减少活动强度，等状况改善后停止运动，适当休息。

（5）保证充足睡眠。

第五节　贫血

　　贫血是指外周血液在单位体积中的血红蛋白浓度、红细胞计数和（或）血细胞比容低于正常低限，以血红蛋白浓度较为重要。贫血常是一个症状，而不是一个独立的疾病，各系统疾病均可以引起贫血。

望手知疾

【临床症状】

　　依据我国的标准，血红蛋白测定值：成年男性低于120g/L、成年女性低于110g/L，其血细胞比容分别低于0.42、0.37，可诊断为贫血。

　　疲乏无力，精神萎靡是最多见的症状，活动后心悸、气短最为常见。还可见头痛、头晕、耳鸣、易疲倦以及注意力不集中。部分严重者可以出现心绞痛、心力衰竭。皮肤黏膜苍白是贫血的主要体征。

【掌纹特征】（图5-5-1）

★ 2线上可出现"十"字纹，或岛纹，或分支纹。（①）

★ 3线上可出现6线横切而过，且多数为短浅，或出现分支，或出现锁链状改变；在其尾端处可见较大的岛纹。（②）

★ 3线出现青色或白色改变的，提示得了贫血症，体质欠佳。

【其他诊断】

甲诊：

（1）指甲较小，其指甲头较正常人尖。

（2）用手指按压其指甲再放开后，血色恢复较慢。

（3）十指甲色均呈现淡白色，血色较淡。

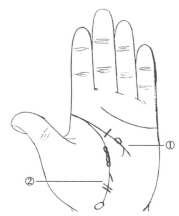

图5-5-1　贫血掌纹特征

证候三调

【手疗】（图5-5-2、图5-5-3）

取内关、神门、大陵穴。按揉上述穴位各5分钟，或艾灸神门、大陵穴。并用手指轻轻压揉手心数次。每日1次，1个月为1个疗程。临床应用，久用效佳。

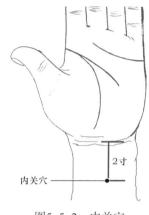

图5-5-2　内关穴

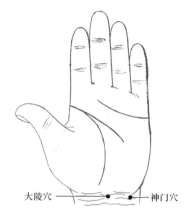

图5-5-3　神门、大陵穴

【食疗】

（1）桂圆莲子粥：龙眼肉30g，莲子30g，糯米30～60g，大枣10枚，白糖适量。将莲子去皮心，大枣去核，与龙眼肉、糯米同入锅内，加水适量，煮成粥，加白糖搅匀即可。可作正餐或佐餐食饮。本粥具有补脾益气，养血安神之功。

（2）黑米炖鸡肉：用黑米250g，仔鸡1只（约750g），葱、姜等作料少许。将仔鸡洗净，鸡肉切丝，鸡骨用刀背拍烂，入锅，加水5碗，加入葱、姜，旺火煮沸，小火炖至肉熟，加入黑米继续加热，煮成粥，加入作料少许调味。以上为2日量。本粥具有补肾益气，养髓生血之功。

（3）桂圆山药粥：龙眼肉15g，山药30g，粳米50g。将山药去皮，切成小块，粳米淘洗干净。将龙眼肉、山药、粳米、大枣一同置锅内，加适量清水，大火煮开后，改用小火，煮至粥成，即可。

【动疗】

建议有氧运动。有氧运动是指人体在氧气充分供应的情况下进行的体育锻炼，即在运动过程中，人体吸入的氧气与需求相等，达到生理上的平衡状态。简单来说，有氧运动是指任何富韵律性的运动，其运动时间较长（约15分钟或以上），运动强度在中等或中上的程度（最大心率之75%～85%）。比如慢跑、步行、打太极拳等。

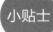

（1）保证营养供给，纠正贫血症状。饮食选用易消化，富有蛋白质、维生素B_{12}、叶酸和含铁高的食物。

（2）注意烹调方法。由于蔬菜所含的维生素和矿物质易溶于水，做菜时要注意先洗后切，减少营养流失。烹调时宜急火快炒，以避免维生素的过多破坏。

第六节　先天性心脏病

先天性心血管病系由于胎儿的心脏大血管在母体内发育缺陷或部分停顿所造成的心脏大血管的畸形。现仅介绍成年人最常见的先天性心脏大血管疾病——房间隔缺损和室间隔缺损。

望手知疾

【临床症状】

（1）房间隔缺损：缺损小与心功能代偿良好者可无症状。一般表现为心悸、气短、乏力、咳嗽、咯血、发育差，易患呼吸道感染。

（2）室间隔缺损：缺损小者可无症状。一般有心悸、气喘、乏力、咯血，易患呼吸道感染，发育差，后期可发生心力衰竭。常并发感染性心内膜炎。

【掌纹特征】（图5-6-1）

★2线上有"十"字纹或"米"字纹。（①）

★3线尾端处可见6线。（②）

★1线与2线之间有贯桥线，提示有心脏病的可能。（③）

★5线又红又深，并向上直冲掌面内。（④）

【其他诊断】

甲诊：十指甲面颜色偏蓝紫色，提示血中缺氧，有心脏病的可能。指甲半月颜色偏红。

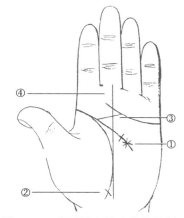

图5-6-1　先天性心脏病掌纹特征

证候三调

【手疗】（图5-6-2）

取外关穴，施以艾炷灸法，每次灸2～3壮，每日1次。可补益心气，安神定惊，对心脏病引

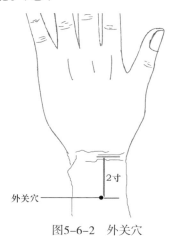

图5-6-2　外关穴

113

起的怔忡、气短有良效。

【食疗】

（1）参枣桂姜粥：桂枝6g，干姜6g，人参3g，大枣8枚。以武火共煎煮，沸后改文火煎成浓汁，与粳米100g，红糖适量共煮成粥，早、晚分2次服食。

（2）山楂葛根茯苓粥：山楂粉30g，葛根粉30g，茯苓粉30g，粳米50g，红糖20g。将粳米洗净，置于锅内，加水适量，大火煮开后，改用小火煨煮30分钟，待米煮烂，加入茯苓粉、葛根粉、山楂粉，拌匀；继续用小火煨煮20分钟，粥将成时，加入红糖，拌匀即可。

（3）茯苓粥：茯苓细粉10g，粳米50g。将粳米淘洗干净，与茯苓细粉同置锅内，加适量清水，大火煮开后，改用小火煮至粥成，即可。温热服食。

【动疗】

从中指开始，摩擦人体手臂内侧中线，一直到腋下为止，以手臂发热为度。然后点按这条中线，在有酸胀疼痛感的地方，可重点点按。双手交替进行，每次20～30分钟，每天2～3次。长期坚持可预防心脏病发作。

小贴士

运动对心血管疾病大有益处，如能坚持有规律的运动，便能延缓或防止疾病的发生。每天锻炼30分钟，可以改善心功能。但运动过程中要以不出现不舒服为原则。在进行锻炼时，将运动心率控制在安全范围内，心脏才能充分地收缩，再充分地扩张，对心肌的锻炼效果最佳。运动时的安全心率：（170-年龄）次/分钟。例如40岁的人在运动中的心率应控制在130次/分钟以内，50岁的人应控制在120次/分钟以内。

第六章

消化系统疾病手诊与手疗

第一节　慢性胃炎

慢性胃炎指各种原因引起的慢性胃黏膜的炎性病变，是一种常见病，其发病率在各种胃病中居首位。此病可以是弥漫性的，也可以是局限性的（如胃底、胃体或胃窦部）。慢性胃炎病人各年龄段都有，也包括儿童。引起慢性胃炎的因素非常多，包括幽门螺旋杆菌感染、饮食不洁、吸烟、饮酒、情绪波动、工作劳累、生活压力大、季节因素等。

望手知疾

慢性胃炎缺乏特异性症状，症状的轻重与疾病的严重程度并非一致。大多数病人常无症状或有程度不同的消化不良症状，如腹痛、胃胀、不思饮食、烧心、反酸、嗳气等。慢性胃炎的病人症状常常反复发作，无规律性腹痛，疼痛经常出现于进食过程中或餐后，多数位于上腹部、脐周，部分病人部位不固定。

我们可以结合手纹特征进行早期诊断和干预。

【临床症状】

（1）肝胃失和：肝胃失调，气机不畅。表现为胁肋疼痛，胃脘胀满，嗳气频繁，大便不畅，舌苔薄白，脉弦。

（2）脾胃虚寒：脾虚较重，脾阳不足，或贪食生冷，损伤脾阳，致阴寒内盛。表现为胃部隐痛，喜得温按，饭后痛减，空腹痛重，四肢清冷，舌淡苔白，脉沉细。

（3）血瘀胃络：肝郁气滞或脾气虚，日久使血行不畅，瘀停于胃。表现为胃脘刺痛或割痛，痛有定处，痛处拒按，舌质暗或有瘀暗斑点，脉涩。

（4）寒热错杂：既有口苦、口干、口臭、胃中灼热、想饮食冷物、大便干燥等胃热症状，又有胃部怕冷、进食冷饮食或胃部受寒后会引起胃部不适、胃痛、胃胀等脾寒的症状。

【掌纹特征】（图6-1-1）

★震位有"井"字纹或"米"字纹，并下陷。（①）

★艮位有深的"井"字纹。（②）

★因先天发育不良引起常年胃弱的病人其3线可见锁链状。（③）

★2线平直，有分裂，不圆滑。（④）

【其他诊断】

（1）甲诊：指甲脆弱易裂，没有光泽，甲上可出现暗淡的白斑。

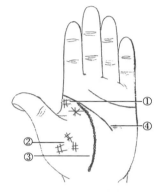

图6-1-1　慢性胃炎掌纹特征

（2）在症状上，慢性胃炎症状无特异性，体征很少，要进行胃镜检查及胃黏膜活组织检查。在我国有50%～80%病人在胃黏膜中可找到幽门螺旋杆菌。

证候三调

【手疗】（图6-1-2、图6-1-3、图6-1-4、图6-1-5、图6-1-6、图6-1-7）

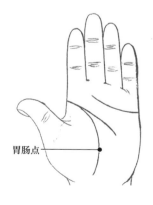

图6-1-2　胃肠点

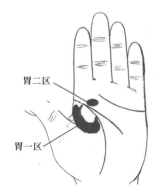

图6-1-3　胃区

❶手穴：解除胃痛的特效穴是胃肠点。胃肠点在手掌中心稍近掌根处，对

其进行按压刺激可以消除胃痛。还包括胃区，肝穴。用点揉法，症状发作时可强刺激。

❷手部经穴：如伴焦虑烧心配大陵穴，体弱配合谷穴，肾虚配劳宫穴。每天10～20分钟，手法轻柔，疼痛发作时可增加刺激强度与时间。

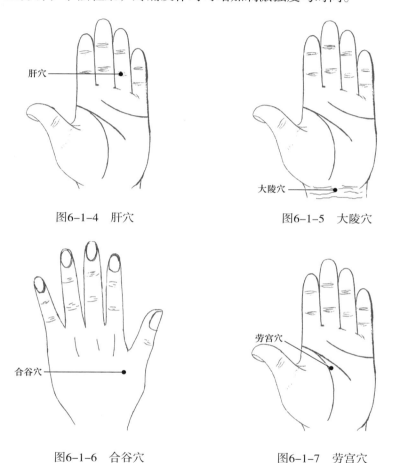

图6-1-4　肝穴　　　　　　　　　图6-1-5　大陵穴

图6-1-6　合谷穴　　　　　　　　图6-1-7　劳宫穴

【食疗】

（1）枸杞藕粉汤：枸杞子25g，藕粉50g。先将藕粉加适量水，小火煮沸后，再加入枸杞子，煮沸后食用。每日2次，每次100g。

（2）橘皮粳米粥：橘皮25g，粳米50g。先将橘皮洗净后，切成块，与粳米共同煮粥，待粳米煮熟食用。

（3）蜂蜜桃汁饮：蜂蜜20g，鲜桃1个。先将鲜桃去皮，去核后压成汁，再加入蜂蜜和适量温开水即成。每日1~2次，每次100ml。

【动疗】

（1）摩腹。早、晚2次自我推拿胃脘部（两手相叠，于上腹部按顺、逆时针方向，分别揉摩各30~50次），能提高胃肠动力和免疫功能。

（2）以拇指或中指指峰压按太阳神经丛。这个穴位在脚底部，二、三脚趾掌关节下面，用手寻找这个穴位的时候，可以摸到有一个凹陷的地方。找到位置之后进行按摩，按照从下往上的方向进行按摩。

（3）晚上睡觉之前，洗脚之后按摩足三里穴，也有显著的养胃功效。

小贴士

（1）宜细嚼慢咽，可以减少粗糙食物对胃黏膜的刺激。

（2）饮食应有节律，切忌暴饮暴食及食无定时。

（3）注意饮食卫生，杜绝外界微生物对胃黏膜的侵害。

（4）尽量做到进食较精细易消化、富有营养的食物。

（5）饮食清淡，少食肥、甘、厚、腻、辛辣刺激等食物，少饮酒及浓茶。

第二节 胃溃疡

胃溃疡是指位于贲门至幽门之间的慢性溃疡。是一种常见的消化道疾病。与幽门螺旋杆菌感染、药物、饮食、遗传等因素有关，以青壮年多见，严重者可见出血、幽门梗阻、穿孔、恶变等。

胃溃疡是胃局部黏膜功能减退，进食后半小时到1小时出现疼痛，表现为进食—疼痛—缓解—再进食疼痛的循环；而十二指肠溃疡是十二指肠局部黏膜功能减退，在两餐之间疼痛，表现为进食—缓解—疼痛—再进食缓解的循环。

望手知疾

胃溃疡症状常不典型，可表现为上腹痛及上腹不适等。绝大部分人可出现各种消化不良的症状，但是有的也无任何症状，直至出现并发症。其常见的并发症主要有出血、穿孔、幽门梗阻、癌变。常见的胃肠道症状及全身症状主要有嗳气、反酸、上腹胀、胸骨后烧灼感、恶心、呕吐、纳差等。

反酸及胸骨后烧灼感是由于贲门松弛，胃酸上逆；恶心、呕吐多反映溃疡，提示溃疡可能处于活动期；频繁呕吐宿食，提示可能幽门梗阻。部分病人有失眠、多汗等植物神经功能紊乱症状。

我们可以结合掌纹特征对此病进行早期诊断和干预。

【临床症状】

（1）肝气犯胃（气滞型）：情志不畅，郁怒伤肝，肝气犯胃，气机阻滞，升降失常。表现为胃胁胀痛，嗳气频繁，嗳气或排气后减轻，或伴有心烦易怒，胸闷善太息，颈部憋闷，咽部有异物感等症状，舌苔薄白，脉弦。

（2）脾胃虚寒：脾虚较重，脾阳不足，或贪食生冷，损伤脾阳，致阴寒内盛。表现为胃部隐痛，喜得温按，饭后痛减，空腹痛重，四肢清冷，舌淡苔白，脉沉细。

（3）胃阴亏虚：肝火灼伤胃阴或嗜食辛辣，耗伤胃津，引起胃脘隐痛，知饥不食，口燥咽干，大便干结，舌红少苔，脉细数。

【掌纹特征】（图6-2-1）

★震位有"米"字纹与长叶状小岛纹，有红色斑点。（①）

★2线胃区有凸起，皮下呈暗黄色或暗褐色斑。在某位置出现，溃疡就在胃部相应位置。（②）

★2线胃区有一个或数个暗棕色或红棕色的圆形或椭圆形斑点。斑点色白是胃胀痛，斑点色红是胃灼痛，斑点色萎黄是胃隐痛，斑点色暗青是上腹刺痛。（③）

★震位和2线胃区皮下有暗色，皮肤既不凸起也不凹陷，较平整，为过去患过溃疡，现在好转，但对应的胃黏膜或胃壁还没有恢复到原先的状况。（④）

★2线平直，有分裂，不圆滑。

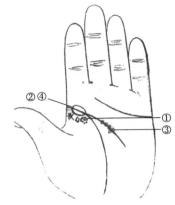

图6-2-1　胃溃疡掌纹特征

【其他诊断】

胃溃疡的诊断主要依靠典型的周期性上腹疼痛和X线钡餐检查、内镜检查。

证候三调

【手疗】（图6-2-2、图6-2-3、图6-2-4、图6-2-5、图6-2-6）

❶手穴：手掌中心稍近掌根处的胃肠点，还有手背部的胸腹区，食指第二指关节处的前头点，中指的中魁穴。对这些穴位和区域进行每天7～15分钟的点揉，可抑制胃酸的分泌，调整胃的状况，症状发作时可强刺激。

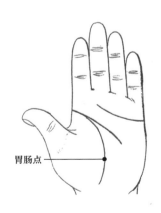

图6-2-2　胃肠点

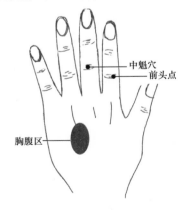

图6-2-3　胸腹区、前头点、中魁穴

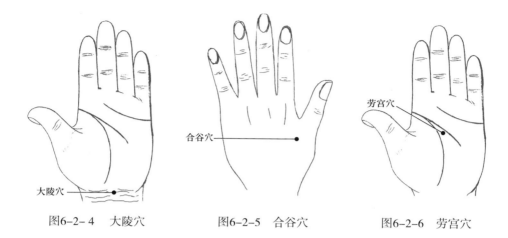

图6-2-4　大陵穴　　　　　图6-2-5　合谷穴　　　　　图6-2-6　劳宫穴

❷手部经穴：大陵穴，合谷穴，劳宫穴。每天按压10～20分钟，手法轻柔，疼痛发作时可增加刺激强度与时间。也可以用艾灸熏每穴2～3分钟。

【食疗】

胃溃疡的饮食疗法：胃溃疡病人要注意日常饮食，以易消化的食物为主，避免刺激性物质，适当进食含有纤维素的食物。吃七分饱，维持规律、正常的饮食习惯，但不要少量多次饮用。以下食物对胃溃疡的痊愈有帮助：

（1）马铃薯：含丰富的维生素C，钾、钙均衡的矿物质，而且有淀粉，即使加热，维生素C也不易破坏，方便摄取。

（2）南瓜：有丰富的维生素C及胡萝卜素，淀粉多，煮食后仍含丰富的维生素C。要想充分发挥药效，用先蒸再煮南瓜浓汤的方法较理想，有助消化。

（3）无花果：可治溃疡及强健疲弱的肠胃。将干燥的无花果切碎，煮成半干，加入少许蜂蜜和水，即可饮用。

（4）蒲公英：早春盛开的蒲公英有健胃的功用，可当药用或食用。最简单的食用方法是洗净其叶子，含在口中，慢慢咬碎，叶和花也可当配菜或做沙拉吃。

【动疗】

（1）摩腹。早、晚2次自我推拿胃脘部（两手相叠，于上腹部按顺、逆时针方向，分别揉摩各30～50次），能提高胃肠动力和免疫功能。

（2）按摩两脚大脚趾下的第一骨节部位处的凹陷位置，左右脚的按摩方向稍微有些差别，左脚应从外往内按摩，右脚则从内往外按摩。

（3）晚上睡觉之前，洗脚之后按摩脚底涌泉穴，也有显著的抑制胃酸分泌的功效。

（1）调整心态，注意休息，避免过度焦虑与劳累。

（2）戒烟戒酒，饮食规律，不宜过量。

（3）避免食用刺激性食物，如咖啡、浓茶、辣椒等。

（4）少食过甜及过酸的食物及水果，如巧克力、冰淇淋、苹果及桔子。

第三节　胃神经官能症

胃神经官能症又称胃肠道功能紊乱，精神因素为其主要诱因，精神紧张焦虑等，可影响的胃肠道功能障碍。但无器质性病理改变。本病相当常见，以青壮年为多。可表现为神经性呕吐、神经性嗳气（吞气症）和神经性厌食等。本病的发病率较高，以女性居多。

望手知疾

胃神经官能症起病大多缓慢，病程可积年累月，发病呈持续性或反复发作。临床表现以胃部症状为主，病人常有反酸、嗳气、厌食、恶心、呕吐、剑突下灼热感、食后饱胀、上腹不适或疼痛，可同时伴有神经官能症的其他常见症状如倦怠、健忘、头痛、心悸、胸闷、盗汗、遗精和忧虑等。

本病可以通过手纹线路辅助判断，从而及早发现，及早调理控制。

【临床症状】

（1）实寒证：常是因寒实内结，腑气不通所致。表现为畏寒，腹胀，大便秘结，发作时胁下疼痛剧烈，病在一侧，大便不通，舌苔白腻，脉弦紧。

（2）脾胃虚弱：常因中阳不足，寒热错杂，气机升降失序所致。表现为食少，大便不调，腹痛间断发作，伴有心烦、口干、呕吐、腹凉，舌淡苔白，脉沉。

（3）情志抑郁：常因肝气犯脾，肝脾不调所致。表现为性情易怒，每每泻前必有腹痛，泻后痛减，伴胸胁满闷、嗳气、喜叹息，舌红苔黄，脉弦。

【掌纹特征】（图6-3-1）

★3线靠大拇指侧有细长副线，提示此人　一吃凉东西就拉肚子。（①）

★有杂乱的8线，提示失眠，神经衰弱，　多梦信号。（②）

【其他诊断】

目前国内尚无关于本病的统一诊断标准，主要依据临床表现，在谨慎地排除其他器质性疾病的基础上，才诊断本病。

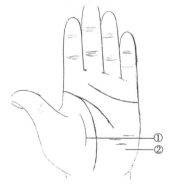

图6-3-1　胃神经官能症掌纹特征

证候三调

【手疗】（图6-3-2、图6-3-3）

❶ 手穴：在手掌中心稍近掌根处的胃肠点。用点揉法按揉，症状发作时可强刺激。

❷ 手部经穴：内关穴。每天10～20分钟，手法轻柔，疼痛发作时可增加刺激强度与时间。也可以用艾灸熏穴位2～3分钟。

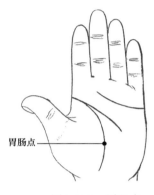

图6-3-2　胃肠点

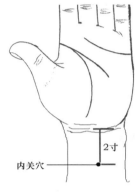

图6-3-3　内关穴

【食疗】

要注意饮食调节，保证充足的营养，饮食选择以营养丰富、残渣少、易消化、刺激性小的食物为宜。尽量避免辛辣刺激食物、浓郁的调味品、浓茶、浓咖啡等。还要保持良好的饮食习惯，每天进食应定时定量，不过饥过饱，不暴饮暴食，避免过冷过热的食物。

（1）甘草12g，小麦18g，大枣9枚。用法是此三味加水适量，小火煎煮，温服。本方出自医圣张仲景《金匮要略》，具有养心安神，补脾和中之功。

（2）南瓜粥：南瓜有丰富的维生素C及胡萝卜素，淀粉多，煮食后仍含丰富的维生素C。要想充分发挥药效，先蒸熟南瓜，再煮南瓜浓汤，有助于安神和消化。

【动疗】

（1）摩腹。早、晚2次自我推拿胃脘部(两手相叠，于上腹部按顺、逆时针方向，分别揉摩各30～50次)，能提高胃肠动力和免疫功能。

（2）早晨醒来后，全身放松，口唇微闭，心神合一，闭目，然后使上下牙齿有节奏的互相叩击，次数不限。刚开始锻炼时，轻叩20次左右，随着锻炼的不断进展，可逐渐增加叩齿的次数和力度，一般以36次为佳。力度可根据牙齿的健康程度量力而行。

（3）晚上睡觉之前，洗脚之后按摩脚底涌泉穴，每侧10分钟左右。

（1）注意饮食调节，保证充足的营养，以营养丰富、残渣少、易消化、刺激性小的食物为宜。

（2）尽量避免辛辣刺激食物、浓郁的调味品、浓茶、浓咖啡等。还要保持良好的饮食习惯，每天进食应定时定量、不过饥过饱、不暴饮暴食，避免过冷过热的食物。

（3）积极参加体育锻炼也是非常有好处的，从小的运动量开始，以不感到太疲劳为宜。增强身体素质不仅有助于神经功能的恢复，而且更有助于保持良好的情绪状态。

（4）中医学认为，"怒伤肝"，"怒"指不愉快的心理因素，"肝"便指包括胃肠在内的整个消化系统及其功能。所以，保持心平气和、良好的情绪状态对维持健康的消化功能是非常有益的。

第四节　肝炎

　　肝炎的致病因素多种多样，最常见的是病毒引起的，此外还有自身免疫因素引起的，酗酒也可以导致肝炎。肝炎分急性肝炎和慢性肝炎。各型肝炎的病变虽然是在肝脏，都有一些类似的临床表现，但是在病原学、血清学、损伤机制、临床经过及预后、肝外损害等方面往往有明显的不同。

望手知疾

　　肝炎的早期症状及表现，如：食欲减退，消化功能差，进食后腹胀，没有饥饿感；厌吃油腻食物，如果进食便会引起恶心、呕吐，活动后易感疲倦。肝炎是一种常见的传染病，一定要提高警惕，做到早发现、早治疗。

　　我们可以从掌纹来找到蛛丝马迹，让我们提早发现，进行预防和治疗。

【临床症状】

　　（1）湿热中阻：病人表现为右胁胀痛，脘腹满闷，厌油腻，恶心，身黄目黄或无黄，小便黄赤，大便黏滞臭秽，舌苔黄腻，脉弦滑数。

　　（2）肝郁脾虚：病人表现为胁肋胀满，精神抑郁，容易着急，面色萎黄，食欲不佳，进食减少，口淡乏味，脘腹痞胀，大便溏薄，舌质淡、苔薄白，脉沉紧。

　　（3）肝肾阴虚：病人表现为头晕耳鸣，两目干涩，咽干，失眠多梦，五心烦热，腰膝酸软。女性可表现为月经量少或闭经，舌质红、舌体瘦、少津或有裂纹，脉细数。

　　（4）肝肾阳虚：病人表现为畏寒喜暖，少腹、腰膝冷痛，进食量少，大便溏薄，食谷不化，甚至滑泄失禁，下肢浮肿，舌质淡胖，脉沉无力或迟。

　　（5）瘀血阻络：病人表现为面色晦暗或见赤缕红斑，肝脾肿大，质地较硬，或见蜘蛛痣、肝掌等。女性病人可见行经腹痛，经水色暗，有血块，舌质紫暗或有瘀斑，脉沉细或细涩。

【掌纹特征】（图6-4-1）

　　★掌色暗黄，有光泽者为轻候，小指根部坤位发黑。（①）

　　★掌根正中央坎位惨白干枯。（②）

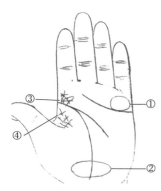

图6-4-1　肝炎掌纹特征

★3线上有6线，震位、巽位紊乱有乱纹。（③④）

★手指以中指为中心向拇指方向弯曲。

【其他诊断】

（1）甲诊：甲下色淡白，有串珠状突起，指甲勺形，软薄型，久病者甲床青紫或枯黄。

（2）血液相关生化检查，肝炎病毒检验，及病人自身皮肤是否出现黄疸，黏膜是否黄染，患有肝病的病人手掌心泛白无血色、大小鱼际却泛红，躯干皮肤上出现蜘蛛痣也是信号之一。

证候三调

【手疗】（图6-4-2、图6-4-3、图6-4-4、图6-4-5、图6-4-6、图6-4-7）

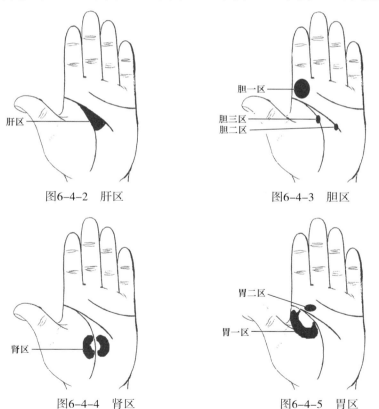

图6-4-2　肝区

图6-4-3　胆区

图6-4-4　肾区

图6-4-5　胃区

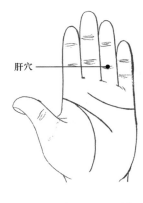

图6-4-6 肝穴

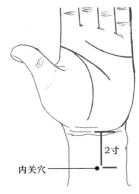

图6-4-7 内关穴

❶ 手穴：肝区，胆区，肾区，胃区，肝穴。用点揉法。症状发作时可强刺激。

❷ 手部经穴：内关穴。中等强度刺激3分钟。

【食疗】

（1）牛奶：含优质蛋白质、人体易吸收的乳糖与乳脂、多种维生素、丰富的钙与磷及多种微量元素，是肝炎病人理想的天然美食。

（2）鱼类：其蛋白质与人体的蛋白质结构相似，易于消化和吸收。

（3）蜂蜜和蜂乳：主要成分是葡萄糖和果糖，可以直接被人体吸收，还含有多种无机盐和微量元素，容易被人体吸收，利用率高。

（4）鸡蛋：蛋黄中含有丰富的脂肪，包括中性脂肪、卵磷脂和胆固醇。肝炎病人可以合理地摄食蛋类，以每天不超过2个为宜。

（5）蘑菇：含有丰富的氨基酸和维生素，还具有抗菌、抗癌的作用和健脾开胃的功能。

【动疗】

（1）推肋。早、晚2次自我推拿，以双手掌大鱼际侧（即拇指侧），以每秒钟2次的速度，自上而下推拿肋弓、前胸。可疏通脏腑经络。

（2）将两手掌分别放在肚脐下小腹中央处，同时做上下摩擦30次，以渐感发热为度。此法具有调和阴阳之功。

（1）一旦发病，应及时治疗，坚持用药，并定期检查肝功能及病毒等相关指标，争取肝功能在3个月至半年内稳定在正常范围内。常用的有抗病毒及提高机体免疫功能类药物。

（2）精神上不能过于紧张，要保持精神愉快，更不要吸烟和喝酒。

（3）注意休息，合理饮食。病人切忌过度劳累。可适当散步、打太极拳，进行一些适当的体育运动。保证充足的睡眠，提倡摄入高蛋白、低脂肪、热量适当和富含维生素及各种微量元素的饮食。

（4）起居有常，饮食有节。讲究卫生，避免传染，并注意消毒隔离等。

（5）饮食清淡，少食肥、甘、厚、腻、辛辣等食物，少饮酒及浓茶。

第五节　脂肪肝

脂肪肝，是指由于各种原因导致的肝细胞内脂肪堆积过多的病变。脂肪肝正严重威胁人们的健康，成为仅次于病毒性肝炎的第二大肝病，是一种常见的临床现象，而非一种独立的疾病。其临床表现轻者无症状，重者病情凶猛。主要原因：运动少，摄入高脂肪物质多，作息规律不合理。

望手知疾

慢性脂肪肝较为常见，起病缓慢、隐匿，病程漫长。早期没有明显的临床症状，一般是在做B超时偶然发现，部分病人可出现食欲减退、恶心、乏力、肝区疼痛、腹胀，以及右上腹胀满和压迫感。由于这些症状没有特异性，与一般的慢性胃炎、胆囊炎相似，因而往往容易被误诊。

我们的掌纹可以早期反映，给我们警示。

【临床症状】

（1）肝胃不和，肝气郁结，痰瘀阻络型：由于情志不舒，肝郁气滞，气滞血瘀，湿痰内停，造成脂肪肝的发生。表现为肝区胀痛，胸闷不舒，倦怠乏力，善叹息，恶心纳呆，并随着情志变化而增减，肝脏肿大或不肿，舌质暗红、苔薄白腻，脉弦细。

（2）脾虚湿盛，痰湿内阻，肝郁血瘀型：由于长期嗜食甘肥厚味之品，或者情志失调以及某些疾病因素，使脾失健运，湿浊结聚成痰，肝失疏泄，以致痰湿阻于肝络而成脂肪肝。表现为右胁胀满，嗳气恶心，食少纳呆，倦怠乏力，大便溏薄，舌质淡红、苔厚白腻，脉濡缓。

（3）痰瘀痹阻，肝肾亏虚，脾失健运型：由于水不涵木，肝失疏泄，脾虚失于运化，痰瘀痹阻于肝成为脂肪肝。表现为体型稍胖，头晕目眩，耳鸣健忘，偶有头痛，五心烦热，口干咽燥，失眠多梦，舌红少苔，脉细数。

（4）痰瘀互结，气滞血瘀，瘀浊内滞型：由于痰湿阻滞，气滞血瘀，痰浊、瘀血痹阻于肝络，致使肝区刺痛胀痛以及脂肪肝的形成。表现为原有消渴病、素体阴虚火旺、慢性迁延性肝炎，肋下肿大、质中拒按，纳减乏力，舌质紫暗有瘀斑、苔薄白，脉细涩。

【掌纹特征】（图6-5-1）

★掌部丰满，色泽红，或有红、白相间的斑点（说明其脂肪含量增多）。（①）

★十指间无漏缝（肝其华在爪，脂肪过多，则手指间无缝）。（②）

★肝区扩大，内有脂肪隆起或出现"十"字纹。（③）

★在3线上方出现枣核状符号是早期脂肪肝，杏仁状符号是中度脂肪肝的表现。（④）

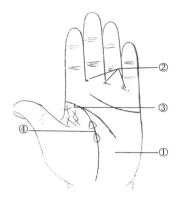

图6-5-1　脂肪肝掌纹特征

【其他诊断】

脂肪肝常无自觉症状，有些类似轻症肝炎，黄疸少见，如有亦为轻度。通过B超、CT可有辅助诊断意义，确诊必须依靠肝活检。

证候三调

【手疗】（图6-5-2、图6-5-3）

❶手穴：逆时针揉按胃肠点，胃肠点在手掌中心稍近掌根处，症状发作时可强刺激。

❷手部经穴：合谷穴。每天10～20分钟，手法轻柔，症状明显时可增加刺激强度与时间。

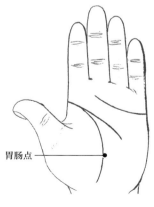

图6-5-2　胃肠点

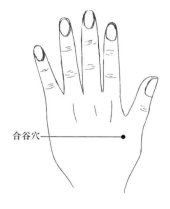

图6-5-3　合谷穴

【食疗】

（1）丹参100g，陈皮30g，蜂蜜100ml。将丹参、陈皮加水煎，去渣取浓汁加蜂蜜收膏。每次20ml，每日2次。具有活血化瘀、行气祛痰之功效。适用于气滞血瘀型脂肪肝。

（2）佛手、香橼各6g，白糖适量。将佛手、香橼加水煎，去渣取汁加白糖调匀，每日2次。具有疏肝解郁、理气化痰之功效。适用于肝郁气滞型脂肪肝。

（3）丹参、山楂各15g，檀香9g，炙甘草3g，蜂蜜30ml。将丹参、山楂各15g，檀香9g，炙甘草3g加水煎，去渣取汁加蜂蜜，再煎几沸，每日2次。具有活血化瘀、疏肝健脾之功效。适用于瘀血阻络型脂肪肝。

（4）陈皮、红花各6g，红枣5枚。水煎，取汁代茶饮。具有活血化瘀、行气化痰之功效。适用于气滞血瘀型脂肪肝。

【动疗】

（1）自我按摩，此方法为道家养生之法，即每晚睡前坐立均可，用左右手分别转圈按摩肝区30分钟左右，此方法贵在坚持，方可获佳效。

（2）晚上睡觉之前，按摩丰隆穴，长此以往亦可获得良效。

小贴士

"挑食"可帮您远离脂肪肝：

（1）少吃：动物内脏、鸡皮等高胆固醇食物；辣椒、胡椒、咖喱等辛辣刺激食物。

（2）少喝：肉汤、鸡汤、鱼汤等含氮浸出物高的食物要尽量避免。

（3）限制：食盐每日以6g为宜，不吃动物油，植物油用量也要限制。

第六节　肝硬化

肝硬化是临床常见的慢性进行性肝病，由一种或多种病因长期或反复作用形成的弥漫性肝损害。在我国大多数病人为肝炎后肝硬化，少部分为酒精性肝硬化和血吸虫性肝硬化。临床上早期可无症状，后期可出现肝功能减退、门静脉高压和多系统受累的各种表现。

望手知疾

可有肝炎临床表现，亦可隐匿起病。可有轻度乏力，腹胀，肝脾轻度肿大，轻度黄疸，肝掌，蜘蛛痣。影像学、生化或血液检查有肝细胞合成功能障碍或门静脉高压（如脾功能亢进及食管胃底静脉曲张）证据，或组织学符合肝硬化诊断，但无食管胃底静脉曲张破裂出血、腹水或肝性脑病等严重并发症。

我们可以结合手纹特征对此病进行早期诊断和干预。

【临床症状】

（1）肝气郁结：胁肋胀痛或窜痛，烦躁易怒，善太息，口干口苦，或咽部有异物感，纳差或食后胃脘胀痛，腹胀，乳房胀痛或结块，便溏，舌质淡红、苔薄白或薄黄，脉弦。

（2）脾虚湿盛：纳差或食后胃脘胀，恶心或呕吐，腹胀，自汗，气短乏力，口淡不欲饮，面色萎黄，便溏或黏滞不畅，舌质淡、舌体胖或齿痕多、苔薄白或腻，脉沉细或细弱。

（3）湿热内蕴：皮目黄染，黄色鲜明，脘闷纳呆，腹胀，恶心或呕吐，口干苦或口臭，胁肋灼痛，小便黄赤，大便秘结或黏滞不畅，舌苔黄腻，脉弦滑或滑数。

（4）肝肾阴虚：腰痛或腰酸腿软，眼干涩，五心烦热，或低热，口干咽燥，耳鸣耳聋，头晕眼花，胁肋隐痛，劳累加重，小便短赤，大便干结，舌红少苔，脉细或细数。

（5）脾肾阳虚：纳差或脘闷腹胀，神疲乏力，形寒肢冷，腰膝酸软，阳痿，早泄，耳鸣耳聋，下肢水肿，小便清长或夜尿频数，便溏或五更泻，舌质淡胖、苔润，脉沉细或迟。

（6）血瘀络阻：胁痛如刺，痛处不移，脸色晦暗或面部红纹赤缕，面颈胸部蟹爪纹，朱砂掌，或腹壁青筋暴露，肋下积块，或大便色黑，舌质紫暗或有瘀斑，脉弦或沉涩。

【掌纹特征】（图6-6-1）

★有肝掌出现（肝掌：大小鱼际发红）。（①②）

★掌色青暗，同时可伴有脾区颜色改变（木克土）。（③）

★肝区下陷或狭窄有"十"字纹，内有青白斑（肝细胞破坏，瘀滞不通）。（④）

★1线畸断，有时出现9线或13线。（⑤）

★胆一区有暗青色、青紫色暗斑点。（⑥）

★肝区3线边缘可有岛纹。（⑦）

★2线可高抬（与肝区夹角有关，肝脏缩小，夹角变大，肝脏增大，夹角变小）。（⑧）

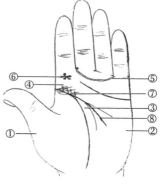

图6-6-1　肝硬化掌纹特征

【其他诊断】

（1）甲诊：甲体圆弯变，甲色深红，皮囊咖啡色；十指甲根部白色变，前段灰色变，甲体有不规则黑条变；若有腹水可见横弧形白色变（弧形朝指根）。

（2）依据肝功能化验指标对病情进行判断。

证候三调

【手疗】（图6-6-2、图6-6-3、图6-6-4、图6-6-5）

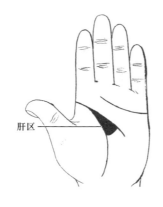

图6-6-2　肝区

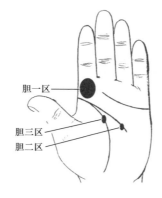

图6-6-3　胆区

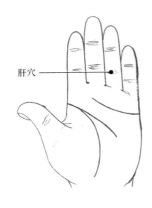

肝穴

图6-6-4　肝穴

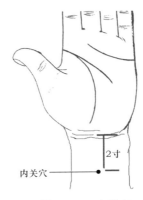

内关穴

2寸

图6-6-5　内关穴

❶手穴：按揉肝区、胆区、肝穴。中等强度点揉，症状发作时可强刺激。

❷手部经穴：内关穴。中等强度刺激3分钟。

【食疗】

（1）肝硬化病人的饮食原则是以高热量、高蛋白质、高碳水化合物、高维生素和易于消化的饮食为宜，限制高脂肪。

（2）当肝功能显著减退并有肝昏迷先兆时，应对蛋白质摄入适当控制。

（3）做到定时、定量、少食多餐。提倡低盐饮食或忌盐饮食。食盐每日摄入量不超过1~1.5g，饮水量在2000ml内。严重腹水时，食盐摄入量应控制在0.5g以内，水摄入量在1000ml以内。

（4）应忌辛辣刺激之品和坚硬生冷食物，不宜进食过热食物以防并发出血。

【动疗】

方法：采取端坐式或自然盘膝式，两手放在胸前，五指分开，虎口相对，呈抱球状，两手相距约10cm，手距胸约为20cm。保持松肩、含胸、拔背姿势，腋下呈空虚状。两手分别平行用力相拉，拉开的宽度以指尖不超过胸部宽度为宜，拉开后再相合（双手仍保持10cm），一拉一合练习数次。后两手掌在胸前向内翻动，呈画圆状，高度上不过膻中（两乳中点），下不过关元（肚脐下3寸）。

小贴士

（1）肝脏与精神情志的关系非常密切。情绪不佳，精神抑郁，暴怒激动均可影响肝的功能，加速病变的发展。消除思想负

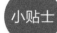

担，会有益于病情改善。

（2）肝硬化代偿功能减退，并发腹水或感染时应绝对卧床休息。在代偿功能充沛、病情稳定期可做些轻松工作或适当活动，进行有益的体育锻炼，活动量以不感觉到疲劳为度。

（3）戒酒、保肝，防止病情继续延续、恶化。

第七节　胆囊炎

　　胆囊炎分为急性和慢性两种，临床上多见，尤以肥胖、多产、40岁左右的女性发病率较高。

　　急性胆囊炎发病与胆汁瘀滞和细菌感染密切相关，致病菌多由肠道经胆总管逆行进入胆囊。慢性胆囊炎一部分为急性胆囊炎迁延而成，但多数既往并无急性发作史。约70%的病人伴有结石。

望手知疾

　　胆囊炎发病率日益增高，其症状典型，常见胁肋疼痛、胃脘胀满、口苦泛酸等症，其证型较多，容易辨识，也可以通过手纹线路辅助判断，从而及早发现，及早调理控制。

【临床症状】

　　（1）因情志因素而致病：表现为胁肋疼痛，胃脘胀满，嗳气频繁，大便不畅，舌苔薄白，脉弦。

　　（2）因肝胃郁热而致病：表现胁肋疼痛，胃胀灼痛，烦躁易怒，泛酸，口干口苦，舌质红、苔黄，脉弦或数。

　　（3）因内有瘀血而致病：表现为胁肋疼痛，痛有定处而拒按，胃脘胀满疼痛，舌质紫暗，脉涩。

【掌纹特征】（图6-7-1）

★掌胖厚，色红，各丘均隆起，太阳丘、水星丘隆起明显。（①）

★巽位色红，有红斑点压之褪色，艮位色青紫。（②）

★无名指瘦弱无力。（③）

★3线中段有6线出现，或岛纹形成，4线深短。（④）

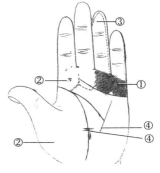

图6-7-1　胆囊炎掌纹特征

【其他诊断】

在病史中常有因进食油腻食物后诱发史，和过去有经常反复发作史；腹痛、右上腹部胆囊区有程度不同的压痛，叩击痛和肌紧张；白细胞计数常增高，中性粒细胞也增高。

证候三调

【手疗】（图6-7-2、图6-7-3、图6-7-4、图6-7-5）

❶ 手穴：肝区，胆区，胃肠点。用点揉法。症状发作时可强刺激，按揉速度适中，左右手各25次。

❷ 手部经穴：合谷穴。手法轻柔，频率较慢，每天10~20分钟。

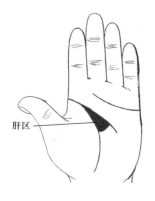

图6-7-2 肝区

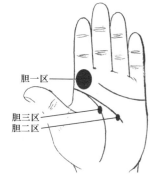

图6-7-3 胆区

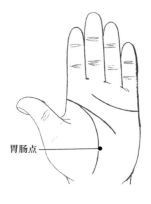

图6-7-4 胃肠点

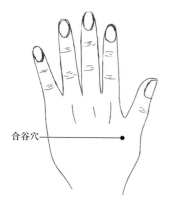

图6-7-5 合谷穴

【食疗】

（1）陈皮槟榔粥：陈皮20g，槟榔200g，丁香、豆蔻、砂仁各10g。将诸药洗净，放入锅中。加清水适量，武火煮沸后，转文火慢煮；煮至药液干后，停火候冷。待药液冷后，将槟榔取出，用刀剁为黄豆大小的碎块备用。每次饭后含服少许。

（2）山楂三七粥：山楂10g，三七3g，大米50g，蜂蜜适量。将三七研为细末，先取山楂、大米煮粥，待沸时调入三七、蜂蜜，煮至粥熟服食，每日1剂，早餐服食。

（3）金钱败酱茵陈茶：金钱草、败酱草、茵陈各30g，煎汁1000ml，加白糖适量温服代茶饮。

（4）鸡蛋汁黄瓜藤饮：黄瓜藤100g，洗净煎水100ml，新鲜鸡蛋1个，取汁冲服。

（5）萝卜汤：取新鲜萝卜1个，切成小块，适量水，放少许食盐，共煮之，取汁饮用，每周服3次。

【动疗】

（1）推肋摩腹。用手掌根在肋弓部做推法20～30次，再用手掌在脐的周围做顺时针推摩20～30次。

（2）以拇指用力点按胆囊穴（位于腓骨小头前下方凹隐处下2寸）1分钟。

（3）推揉剑突。用双手掌根部自上而下推揉剑突至小腹部数遍。

小贴士

（1）蛋白质：蛋白质食用要适量，每日50～70g，足量的蛋白质有利于损伤组织的修复，但过量的蛋白质会增加胆汁的分泌，不利于胆囊炎性组织的修复。

（2）忌食用辛辣刺激食物或浓烈的调味品。

（3）少食多餐。

（4）避免便秘发生，适当食用含粗纤维的蔬菜和水果。

第八节　胃下垂

胃下垂是指站立时胃的下缘达盆腔，胃小弯角切迹低于髂嵴连线的病证。多发生在瘦长体形、久病体弱、长期卧床少动者，常伴有其他脏器下垂。凡能造成膈肌下降的因素如膈肌活动力降低，腹腔压力降低，腹肌收缩力减弱，与胃连接的韧带过于松弛等均可导致胃下垂。本病一般预后较好，个别病人因体质、慢性疾病影响及治疗不及时可发生胃扩张、胃扭转等。

望手知疾

胃下垂的病情较轻，其症状见食后上腹部饱胀感、嗳气、厌食等。可以通过掌纹辅助判断，从而及早发现，及早调理控制。

【临床症状】

轻度胃下垂病人多无明显症状。中度以上胃下垂病人则表现为不同程度的上腹部饱胀感，食后尤甚，并可见嗳气、厌食、便秘、腹痛等症状。腹胀可于餐后、站立过久和劳累后加重，平卧时减轻。此外，病人常有消瘦、乏力、低血压、心悸和眩晕等表现。

【掌纹特征】（图6-8-1）

★ 1线在无名指或中指下有弧形下行的下垂走势。（①）

★ 5线顶端如羽毛球拍样的长竖岛纹。（②）

★ 中指指甲甲体增大而厚，欠色泽，甲根皮带增宽且紧粘甲根面。若中指指身伴黑乌色纵线纹，甲根皮肤变皱，提示属重型胃下垂。（③）

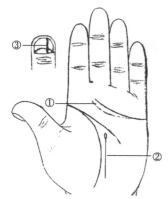

图6-8-1　胃下垂掌纹特征

证候三调

【手疗】（图6-8-2、图6-8-3、图6-8-4、图6-8-5、图6-8-6、图6-8-7）

❶ 手穴：胃肠点，胃、脾、大肠区。用点揉法，按揉速度适中，左右手各25次。

❷ 手部经穴：关冲穴，商阳穴。频率较慢，每天10～20分钟，手法轻柔。

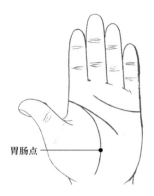

图6-8-2　胃肠点

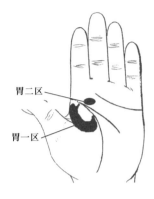

图6-8-3　胃区

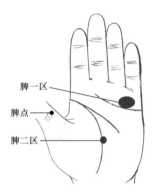

图6-8-4　脾区

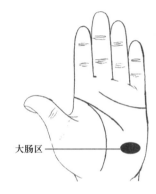

图6-8-5　大肠区

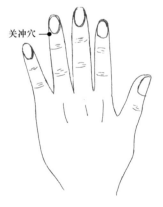

图6-8-6　关冲穴

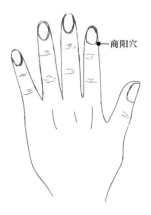

图6-8-7　商阳穴

【食疗】

（1）糯米红枣粥配方：糯米150g，红枣30g，白糖20g。

（2）羊肚面片汤配方：羊肚1只，胡椒3g，花椒3g，姜10g，葱10g，料酒15g，盐4g，面粉500g，鸡油25g，时蔬100g，素油30g。

（3）黄芪陈皮炖猪肚配方：黄芪50g，陈皮20g，猪肚1只，料酒15g，姜10g，葱10g，盐6g。

【动疗】

（1）姿势治疗：饭后卧床20~30分钟，取头低骨盆高的姿势，使胃向上移。

（2）腹式呼吸（即横膈呼吸）：吸气时腹部隆起，呼气时腹部下陷，反复进行多次。

（3）腹肌练习：仰卧，双腿伸直抬高、放下，反复进行数次，稍休息再重复做数次，亦可模仿蹬自行车的动作。

（4）气功疗法：卧位，全身放松、吸气，意守丹田、呼气。如此反复进行，速度宜缓慢，10~20分钟/次，1~2次/天，一般在锻炼前做。

小贴士

少食多餐，食物细软，营养均衡，减少刺激，防止便秘，动静相宜。

第九节　胆结石

　　胆结石是临床常见病之一，是因胆管或胆囊产生胆石而引起剧烈的腹痛、黄疸、发热等症状的疾病。按结石所含的成分，分为三类：胆固醇结石、胆色素结石、混合型结石，其中以胆固醇结石最为多见。按发生的部位来分，可分为胆囊结石、肝外胆管结石和肝内胆管结石。

望手知疾

　　胆结石近年发病率逐年增加，这与人们的饮食规律和生活作息有关，如果我们能够通过掌纹提早发现疾病，及早纠正不良习惯，对疾病的治疗也能起到促进的作用。

【临床症状】

　　其典型症状为胆绞痛，但有典型症状者并不多见，大多数病人可无任何症状，或仅有上腹不适、饱胀、食欲不振等。

【掌纹特征】（图6-9-1）

★胆一区纹理紊乱呈网状，有"米"字纹、"井"字纹，有红、白斑点。胆二区可有"米"字纹。（①）

★中年男女双手手背出现数朵褐色斑块。

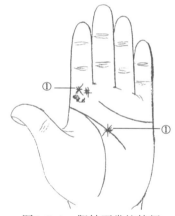

图6-9-1　胆结石掌纹特征

证候三调

【手疗】（图6-9-2、图6-9-3、图6-9-4、图6-9-5、图6-9-6）

❶手穴：肝区，胆区，胃肠点。用点揉法，症状发作时可强刺激。按揉速度适中，左右手各25次。

❷手部经穴：大陵穴，关冲穴。手法轻柔，频率较慢，每天10～20分钟。

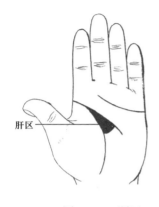

图6-9-2　肝区

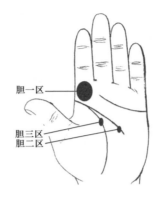

图6-9-3　胆区

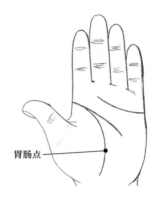

图6-9-4　胃肠点

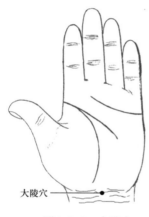

图6-9-5　大陵穴

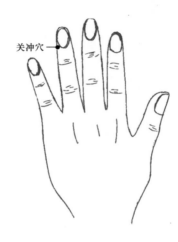

图6-9-6　关冲穴

【食疗】

宜清淡流质饮食或低脂、低胆固醇、高碳水化合物饮食。

（1）金桔山楂粥：金桔50g，山楂12g，粳米100g，先将粳米煮八成熟后，再放入金桔和山楂，煮熟软即可食用。每日1次，消炎化食。

（2）四味饮：丝瓜子、炒萝卜子、荔枝核、橘皮各10g，水煎取汁。每日1次，温热服。适用于胆结石右胁持续胀痛，时寒时热，有时腹胀而满。

【动疗】

病人仰卧或坐位，右手紧贴在右上腹，在前臂和腕关节的带动下，环形连续并有节奏地按摩，方向呈顺时针，用力要均匀，平均每分钟80~100次，按摩时间为15分钟左右，腹痛缓解即可停止。

（1）少食多餐，5~6餐/日为宜，饮食以清淡稀软容易消化的食物为主。

（2）控制蛋白质、脂肪的摄入量（应为健康成人的1/3）。

（3）戒烟戒酒，严禁暴饮暴食。

第十节　痔疮

痔疮是一种常见病、多发病，俗称"十人九痔"。直肠下端黏膜和肛管皮肤下的直肠上、下静脉丛扩张、迂曲而形成团块，当发生脱垂或出血等临床症状时称为痔疮。痔疮从医学的角度主要分为内痔、外痔、混合痔。

望手知疾

现代社会痔疮十分常见，这与人们的生活作息和社会压力有着很大关系，当我们发现掌纹存在相关预兆的时候，就应该给予重视，纠正不良习惯。

【临床症状】

（1）内痔的症状：内痔一般不痛，以便血、痔核脱出为主要症状，严重时会喷血、痔核脱出后不能自行还纳，还有大便困难、便后擦不干净、有坠胀感等。

（2）外痔的症状：以疼痛、肿块为主要症状，肛门周围长有大小不等、形状不一的皮赘。

（3）混合痔的症状：混合痔兼有内外痔双重特征，临床以直肠黏膜及皮肤脱出、坠胀、疼痛、反复感染为主要症状。

【掌纹特征】（图6-10-1）

★5线起端有垂直的小岛纹，提示痔疮信号。（①）

★3线内侧有向下的羽毛状分支。（②）

★坎位有几个小竖岛纹，提示久坐的人，患有痔疮、便秘。（③）

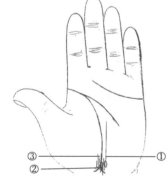

图6-10-1　痔疮掌纹特征

证候三调

【手疗】（图6-10-2、图6-10-3、图6-10-4）

❶手穴：大肠穴，胃肠点。用点揉法，按揉速度适中，左右手各25次。

❷手部经穴：合谷穴。手法轻柔，每天10～20分钟。

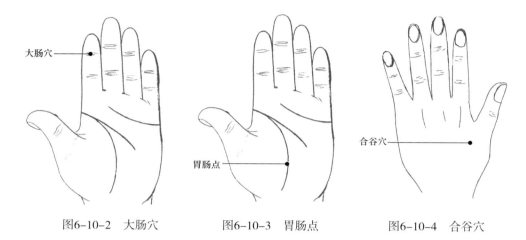

图6-10-2　大肠穴　　　　　　　图6-10-3　胃肠点　　　　　　　图6-10-4　合谷穴

【食疗】

（1）黑木耳5g，柿饼30g。将黑木耳泡发，柿饼切块，加水煮烂，每日1～2次，有益气滋阴、祛瘀止血功效，适用于痔疮出血。

（2）丝瓜250g，猪瘦肉200g。将丝瓜切块，猪瘦肉切片，加水适量煲汤，每日2～3次，用食盐调味，佐膳，有清热利肠、解暑除烦功效，适用于内痔便血初期。

（3）荸荠500g，红糖90g。共煎汤顿服，每日1次，连服3日。也可取生荸荠120g，当水果吃，每日1次，此方主要用于痔疮出血。

【动疗】

（1）刮足心：术者一手握脚，另一手的2～5指屈曲，用食指的指关节施力，由足掌趾根向后刮至足根。

（2）揉三阴交区：拇指指腹施力，在内踝上方按揉，内转外旋各20次。

（3）揉足三里区：手法同揉三阴交区。

（4）拍推承山：先用手掌轻拍小腿肚，后用手掌大小鱼际施力；由跟腱向上推，过承山达腘窝，做15次。

小贴士

（1）按摩前宜用温水泡脚，按摩后平卧床上做提肛动作，每次10～30回。如有痔脱出，可用手指协助还纳并完成提肛运动，每次不少于30～50回。

（2）改善肛门局部循环，清除粪垢，可用热生理盐水，或1/5000高锰酸钾坐浴10～20分钟。

（3）避免刺激性食物，如酒、辣椒、芥末等，减少对黏膜和肛门的刺激。

（4）养成良好的排便习惯，防止便秘。多吃一些含纤维素的蔬菜，增加肠蠕动，对有习惯性便秘者可在药物协助下养成按时排便的习惯。

第十一节　便秘

便秘是指大便秘结不通，是消化道最常见的症状，是指由于传导功能失常导致的以大便排出困难，排便时间或排便间隔时间延长为特征的病证。

望手知疾

便秘和痔疮都是现代人的常见病，而且两者之间往往形成恶性循环，主要症状就是大便次数减少或者排便困难，我们往往可以通过掌纹诊断出来。

【临床症状】

便秘的一般表现是大便次数减少，经常3～5日或6～7日，甚至更久，才能大便一次。或者虽然次数未减，但是粪质干燥坚硬，排除困难，并伴有头痛、头晕、腹中胀满、脘闷嗳气、食欲减退、睡眠不安、心烦易怒等症状。

【掌纹特征】（图6-11-1）

★3线下端有细支线走流到地丘位，为便秘线，线长提示习惯性便秘。（①）

★大鱼际处有血管露显，提示大便干燥。（②）

★2线很浅，或无2线，或既短又浅，提示习惯性便秘信号。临床发现口臭的人常便秘。（③）

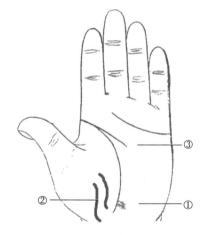

图6-11-1　便秘掌纹特征

证候三调

【手疗】（图6-11-2、图6-11-3、图6-11-4、图6-11-5、图6-11-6、图6-11-7、图6-11-8、图6-11-9、图6-11-10）

❶手穴：肾穴，便秘区，胃肠点，胃区，脾区，大肠区，三焦穴。用点揉法，症状发作时可强刺激。按揉速度适中，左右手各25次。

❷手部经穴：劳宫穴，合谷穴。频率较慢，每天10～20分钟，手法轻柔。

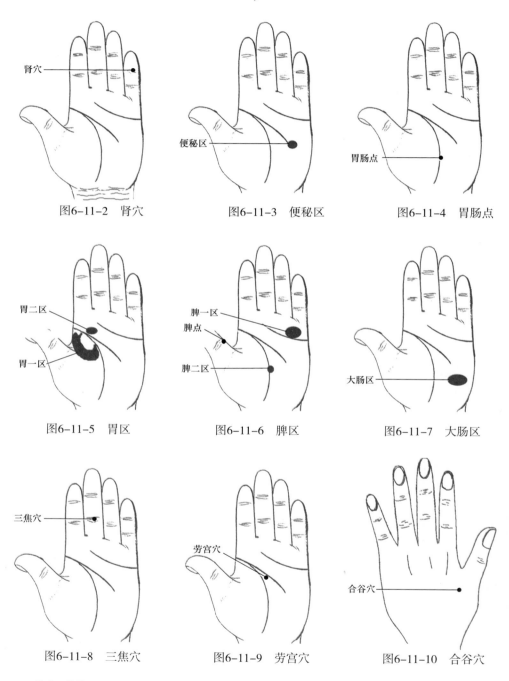

图6-11-2　肾穴

图6-11-3　便秘区

图6-11-4　胃肠点

图6-11-5　胃区

图6-11-6　脾区

图6-11-7　大肠区

图6-11-8　三焦穴

图6-11-9　劳宫穴

图6-11-10　合谷穴

【食疗】

（1）黑芝麻60g，杏仁60g，胡桃仁60g，蜂蜜60g。前3味药研为细末，以蜂蜜调拌成丸。1日3次，连服7日。用治阴虚便秘。

（2）大核桃5个，白砂糖50g，一起捣烂成泥，加黄酒50ml，用小火煮10分钟，每日食2次，随做随食。用于阴虚便秘。

（3）菠菜250g，生姜25g。锅中加水1000ml，烧沸后加入菠菜，2分钟后捞出晾凉，之后加姜汁及各种调味品拌食。用于肠燥便秘。

【动疗】

（1）腹部按摩：根据病人的情况，仰卧位按摩，在腹部以柔和而有力的手法，顺着肠蠕动的方向作环状按摩，要求使腹部下陷1～2cm，10～15分钟/次，2次/天。仰卧位时两腿屈曲，使腹部放松。

（2）呼吸肌训练：采用腹式呼吸，病人取平卧位，全身放松，双手分别放于前胸部和上腹部，用鼻自然吸气时使腹肌松弛，手感到腹部向上抬起；呼气时用口缓慢呼出，手感到腹部下降，吸气与呼气的时间比为1∶2或1∶3，如此反复6～8次，2次/天。

小贴士

　　合理调配饮食，预防大便干燥。既可以增加食欲，纠正便秘改善胃肠功能，也可以养成定时排便的习惯。日常饮食中可多选用蔬菜、水果、豆类等含维生素和纤维素较多的饮食，少食辛辣刺激性的食物，如辣椒、芥末、姜等。

第七章　泌尿系统疾病手诊与手疗

第一节　前列腺炎

前列腺炎是由多种复杂原因和诱因引起的前列腺炎症，导致以尿道刺激症状和慢性盆腔疼痛为主要临床表现的疾病，是男性生殖系统疾病最常见的感染性疾病之一，多发生于20~40岁的青壮年。前列腺炎的临床表现多样化，可出现会阴、耻骨上区、腹股沟区、生殖器疼痛不适；尿道症状为排尿时有烧灼感、尿急、尿频、排尿疼痛，可伴有排尿终末血尿或尿道脓性分泌物；急性感染可伴有恶寒、发热、乏力等全身症状。

中医辨证可分为湿热下注、脾虚湿盛、气滞血瘀、肝肾阴虚、肾阳不足五种证型。

望手知疾

前列腺炎发病率日益增高，常见排尿异常，疼痛，严重者可影响性功能甚至出现神经系统问题。通过手纹观测可以较早的发现，以便及时治疗。

【临床症状】

（1）排尿发生异常：尿急、尿频、尿痛、尿不净、尿道灼热；大便时或排尿末尿道口有白色浑浊分泌物滴出，俗称尿白。

（2）疼痛感觉：常发生于腰骶部、下腹部、会阴部、耻骨、腹股沟、睾丸、精索等处，疼痛较轻微，多属间歇性。

（3）性功能低下：性欲减退、阳痿、早泄、射精疼痛等。

（4）神经衰弱症状：头痛、头晕、失眠、多梦、精神抑郁等。

【掌纹特征】（图7-1-1、图7-1-2、图7-1-3）

★急性前列腺炎在前列腺一区会出现片状红斑。（①）在前列腺二区会出现大量的竖纹。（②）

★慢性前列腺炎11线会延长分叉，同时有零乱8线切过3线。（③）

★前列腺增生在前列腺一区出现岛形样纹。（④）在前列腺二区出现零乱竖纹。（⑤）

★11线出现分叉或断裂。

★可伴有9线出现。

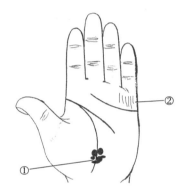

图7-1-1　前列腺炎掌纹特征（1）

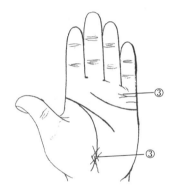

图7-1-2　前列腺炎掌纹特征（2）

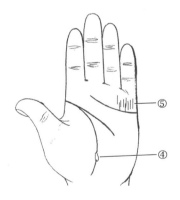

图7-1-3　前列腺炎掌纹特征（3）

【其他诊断】

耳诊：艇角穴呈结节状或环形褶皱，内分泌穴呈片状白色或片状增厚。或艇角穴呈片状隆起增厚，尿道穴有条索状物。

证候三调

【手疗】（图7-1-4、图7-1-5、图7-1-6、图7-1-7、图7-1-8、图7-1-9、图7-1-10）

选穴：肾穴，输尿管反射区，膀胱反射区，大陵穴，列缺穴（前臂桡侧缘，桡骨茎突上方，腕横纹上1.5寸）。

配穴：肾、腰穴（指第二掌骨侧全息穴位中的肾、腰穴），太渊穴，少府穴，腰腿反射区。

治疗：按摩前要饮水，每穴3～5分钟。肾穴及反射区用推、按法，缓而有力；大陵穴，列缺穴，肾、腰穴，少府穴，要用重手法点、揉。按摩后可加灸3分钟。急性期发作时可通过强刺激来暂时缓解疼痛。

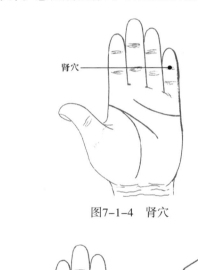

图7-1-4 肾穴

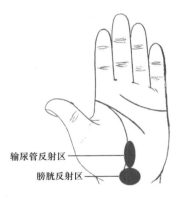

图7-1-5 输尿管、膀胱反射区

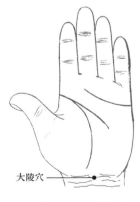

图7-1-6 大陵穴

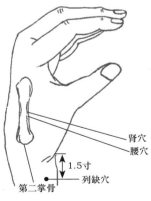

图7-1-7 列缺穴，第二掌骨
侧肾、腰穴

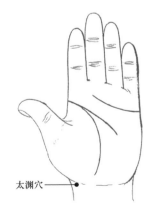

图7-1-8 太渊穴

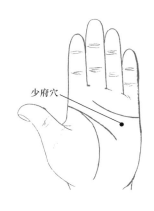

图7-1-9　少府穴

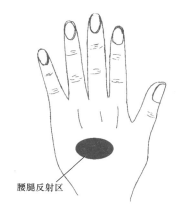

图7-1-10　腰腿反射区

【食疗】

前列腺炎在饮食上应以清淡为主，配合多种利尿清热的食物，可以起到很好的缓解与保健作用。

（1）服食种子类食物，可选用南瓜子、葵花子等，每日食用，数量不拘。

（2）不能因尿频而减少饮水量，多饮水可稀释尿液。

（3）多食新鲜水果、蔬菜、粗粮及大豆制品，多食蜂蜜以保持大便通畅，适量食用牛肉、鸡蛋。

（4）绿豆不拘多寡，煮烂成粥，放凉后任意食用，对膀胱有热、排尿涩痛者尤为适用。

【动疗】

适当的运动促进血液循环，可有效缓解前列腺炎症。

（1）盘腿坐位，右小腿置于左小腿之上。上身挺直，双手在双膝上，吸气并收缩会阴肌肉，上提肛门，坚持10秒，然后并放松肌肉，重复4～5次。

（2）俯卧位，前额枕在双臂上，自然呼吸，双腿交替抬高，各重复10次。

此两种活动简便易行，动静结合，对于全身其他部位亦有放松作用，可每天30分钟，以身体发热不感劳累为度，在通风凉爽环境中活动。

小贴士

应保持开朗乐观的生活态度，尽量不饮酒，少食辣椒、生姜、咖啡等辛辣刺激性强的食品；避免憋尿、久坐及长时间骑车、骑马，注意保暖，加强体育锻炼。增加腰部、下肢运动量，通过锻炼可增强自身免疫力。多参加登山、慢跑等活动，可促进身心压力释放，对慢性疾病保养尤为重要。

通过手纹可常常进行自我健康的检测，如：

（1）关注自身不健康线的变化，可知身体近期总体健康情况。

（2）对坤位与坎位密切观察，有明显颜色、纹理变化时需提高警惕，此二区对生殖泌尿系统问题有提示作用。

（3）劳累可使手纹出现细小杂乱的6线，长期劳累会影响人体免疫力，导致各种疾病发生，掌中若出现多种杂纹，应注意自身生活工作的调节，避免发生重大疾病。

第二节　肾炎（肾小球肾炎）

　　本病是以肾小球损害为主的超敏反应性疾病。其临床表现主要有蛋白尿、血尿、管型尿、少尿、水肿、肾衰竭和高血压等。按病程长短分为急性和慢性肾炎两大类。由于肾病隐匿性较强，肾小球肾炎早期症状并不明显，所以易被人忽视。临床调查显示，肾小球肾炎病人往往失去最佳的治疗时机，而导致肾脏纤维化逐步进展，最终发展到肾衰竭、尿毒症，采用常规透析或肾移植维持生命。

望手知疾

【临床症状】

　　急性肾炎：起病大多急骤，常有寒战或畏寒，发热（体温在39℃以上），全身不适，头痛，乏力，食欲减退，有时恶心，呕吐，如果有上呼吸道炎症时，则症状颇似感冒。

　　慢性肾炎：慢性肾炎指各种病因引起的不同病理类型的双侧肾小球弥漫性或局灶性炎症改变，临床起病隐匿，病程冗长，病情多发展缓慢的一组原发性肾小球疾病的总称，故严格说来它不是一个独立性疾病。

　　肾盂肾炎：肾盂肾炎是由各种致病微生物直接侵袭所引起的肾盂、肾盏黏膜和肾小管、肾间质感染性炎症。病人偶有高热、腰痛、尿频、脓尿等症状，严重时可发生肾盂积脓及肾周围脓肿。

【掌纹特征】

　　急性肾炎发病初期：（图7-2-1）

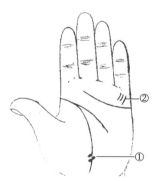

图7-2-1　急性肾炎发病初期掌纹特征

★肾区出现点状红斑。(①)

★坤位色红且有纵切纹。(②)

急性肾炎病情严重时:(图7-2-2)

★手掌上的各条纹线因皮下水肿而显得浅淡、掌色发亮。

★血压升高时常常手掌会呈均匀红色,交感神经区扩大(红色代表阳证,热证,外感表证,出血证)。

急性肾盂肾炎:(图7-2-3)

★掌上有青筋呈网状,肾区和小指明显。(①)

★拇指根部色鲜红。(②)

★乾位有杂乱纹并色暗红。(③)

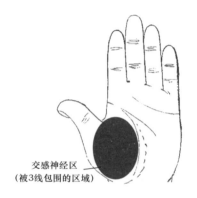

交感神经区
(被3线包围的区域)

图7-2-2　急性肾炎病情严重时掌纹特征　　图7-2-3　急性肾盂肾炎掌纹特征

慢性肾盂肾炎:(图7-2-4)

★掌面泛青色。

★坤位凹陷并伴有"米"字纹,11线过长伸到无名指下。(①)

★11线上有岛形样纹。(②)

水肿型肾炎:(图7-2-5)

★掌纹虽被皮下水肿撑开,但肾区的黄白点和坤位的多条纵切纹却较明显。(①)

★掌色青暗发亮。

高血压型肾炎:(图7-2-6)

★掌色青白夹杂,坤位苍白,交感神经区扩大。(①)

★3线在肾区有断裂或有"米"字纹,区内色暗。(②)

★2线心区有"米"字纹。(③)

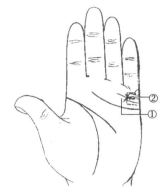

图7-2-4　慢性肾盂肾炎掌纹特征

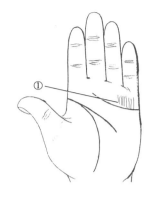

图7-2-5　水肿型肾炎掌纹特征

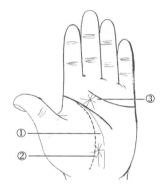

图7-2-6　高血压型肾炎掌纹特征

【其他诊断】

耳诊：

（1）急性肾炎常见于肾穴区呈点或片状红晕，有光泽。

（2）慢性肾炎于肾区多呈片状白色或圆形皱折，少数为丘疹样白色。

（3）肾盂肾炎于肾区多呈白色丘疹或红晕，少数呈片状白色。

证候三调

【手疗】（图7-2-7、图7-2-8、图7-2-9、图7-2-10、图7-2-11）

❶ 取阳溪、阳谷、合谷、神门、内关穴。每穴按压3～5分钟，每次以酸痛为主。

❷ 艾灸法：用艾条或艾炷熏灸肾穴、八邪、劳宫穴。每日1次，每次20分

钟，艾炷可以直接灸或隔生姜灸，每次3~5分钟，并结合温阳利水剂对肾病有治疗作用。

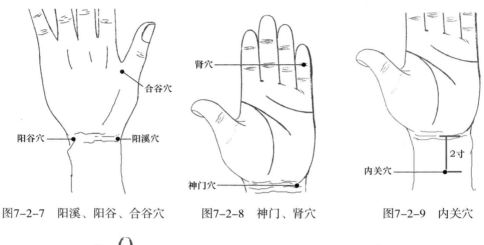

图7-2-7　阳溪、阳谷、合谷穴　　　图7-2-8　神门、肾穴　　　图7-2-9　内关穴

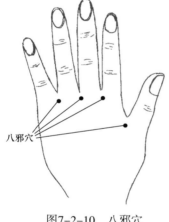

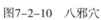

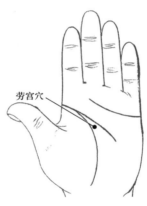

图7-2-10　八邪穴　　　　　　　　图7-2-11　劳宫穴

【食疗】

（1）玉米须泡水喝可以对肾炎起到一定的治疗作用。玉米须有养阴、升发、利水的作用。对肾炎以及糖尿病的康复有积极的作用。

（2）泥鳅500g去内脏，清炖至5成熟时，加入豆腐250g炖至鱼熟，加入蒜末，不加盐，用于慢性肾炎水肿者。

【动疗】

深蹲法：双脚分开与肩同宽，上身直立，双手握拳伸直，在下蹲时双手向前平举，以舒缓匀速为度下蹲，站起时速度不宜过快，以免发生眩晕。10下为1

组，每天3组，期间休息2分钟。

腰为肾之府，欲强肾须以护腰为主。故可通过深蹲法来强健腰腿，以达到强肾脏的目的。

疾病发作期需要充分的休养，不能做剧烈运动。运动须待症状缓解之后再开展，如登山、太极、散步等较为舒缓的活动为宜。

小贴士

（1）禁食辛、辣、香、燥和富含脂肪、蛋白质的食物。

（2）钠的摄入应低于3g/天，水肿严重者则应低于2g/天。限制水的摄入，可按前一天的总尿量加500ml计算。

（3）控制每日食量，辅以新鲜蔬菜水果。

（4）注意腰腿保暖，勤换洗内衣裤，养成良好的生活习惯。

第三节　肾结石

　　肾结石多数位于肾盂肾盏内，肾实质结石少见。在肾盂肾盏内的小结石可随体位而移动，较大结石其形态与所在腔道形态一致。

　　本病属于中医学"淋证"范畴，是以小便不爽，尿道刺痛为特点。常以小便排出砂石为主症，中医学称之为"石淋"。临床常分为实证和虚实夹杂证。

望手知疾

　　肾结石，顾名思义，就是肾脏里面长出了"石头"。在泌尿系统的各个器官中，肾脏通常是结石形成的部位。肾结石是泌尿系统的常见疾病之一，每20个人中，就有一个可能会患肾结石。肾结石虽然是一种良性疾病，但有时候可能堵塞尿路阻碍尿液的排出，造成疼痛、肾积水，严重的可能造成尿毒症甚至肿瘤。

　　【临床症状】

　　（1）腰部绞痛：肾绞痛是肾结石的典型症状，通常在运动后或夜间突然发生一侧腰背部剧烈疼痛，因为太疼了常形容为"刀割样"。部分病人表现为腰部隐痛、胀痛。疼痛之后，有些病人可以发现随尿排出的结石。

　　（2）血尿：约80%的结石病人出现血尿，其中只有一部分能够肉眼发现尿是红色的，大部分只有通过化验尿才能发现。

　　（3）无症状：不少病人在体检时偶然发现肾结石，没有任何症状。

　　（4）肾积水：结石堵塞了肾盂、输尿管，尿液排出不畅，造成肾积水。有的肾积水可以没有任何症状。长期肾积水，会造成患侧肾功能受损。双侧肾积水严重者可能导致尿毒症。

　　（5）发热：肾结石可以由细菌感染导致（感染性结石），也可以诱发细菌感染，导致发热。因为结石阻碍了尿液的排出，细菌不能及时排出，严重时可导致败血症，危及生命。

　　【掌纹特征】（图7-3-1）

　　★坎位出现小坑。（①）

　　★3线尾端断裂或突然变浅消失，可有塌陷，有6线穿过。（②）

　　★肾区有岛纹、"米"字纹，或白、红、黄硬性凸起。（③）

★坤位有"米"字纹。(④)

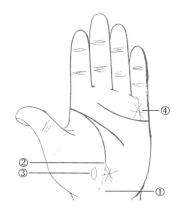

图7-3-1 肾结石掌纹特征

【其他诊断】

（1）耳诊：肾穴呈点状暗红色或暗灰色丘疹，部分病人呈点状、粟米状凸起。

（2）甲诊：小指甲曲变大变，小凹点变，不规则条纹凸变。甲根部毛躁变，甲色变。

（3）在环指指甲尺侧近，中段有点状血气符号，呈紫红、紫灰、深灰色。

证候三调

【手疗】（图7-3-2、图7-3-3、图7-3-4、图7-3-5、图7-3-6、图7-3-7、图7-3-8）

❶选穴：肾穴，输尿管反射区，膀胱反射区，大陵穴，列缺穴。配穴：肾、腰穴（指第二掌骨侧全息穴位中的肾、腰穴），太渊穴，少府穴，腰腿反射区。

❷治疗：按摩前要饮水。每穴5分钟。肾穴及反射区用推、按法，缓而有力；大陵穴，列缺穴，肾、腰穴（第二掌骨侧全息穴位中的肾、腰穴）要用重手法点、揉。按摩后可加灸3分钟。

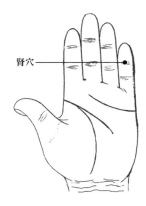

图7-3-2　肾穴

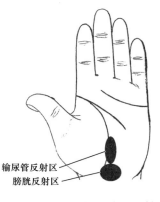

图7-3-3　输尿管、膀胱反射区

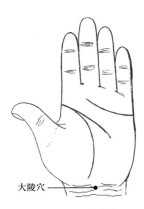

图7-3-4　大陵穴

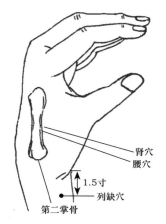

图7-3-5　列缺穴，第二掌骨侧肾、腰穴

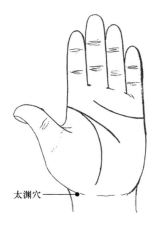

图7-3-6　太渊穴

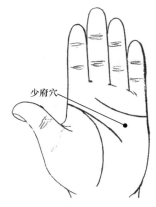

图7-3-7　少府穴

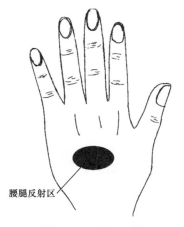

图7-3-8　腰腿反射区

【食疗】

（1）对体内初有结石者，坚持每天吃上1~2次黑木耳，一般疼痛、呕吐、恶心等症状可在2~4天内缓解，结石能在10天左右消失。

（2）桑椹煮水，玉米须泡水可防治肾结石。对于轻度肾结石，可用250g核桃仁用250g小磨香油炸脆了晒一周碾碎，加250g冰糖一周内吃完。

【动疗】

多喝开水，多做跳跃运动可以促进排石。

（1）肾上极结石者：原地双脚跳跃5分钟以上。

（2）肾中极结石者：侧卧位，患侧向上。

（3）肾下极结石者：倒立或臀膝位。

剧烈疼痛时应暂停运动疗法，并及时就医。

小贴士

（1）肾结石不能吸烟（如果戒不了就尽量少抽烟）、喝酒、吃辛辣（如辣椒、姜、蒜子绝对不能沾）和煎炸、烧烤食品。病愈后还要戒除上述产品三个月，以求巩固，不吃不利前列腺康复的食物。

（2）少食辛、辣、香、燥及高脂食物。

（3）钠的摄入应低于3g/天，水肿严重者则应低于2g/天。限制水的摄入，可按前一天的总尿量加500ml计算。

（4）控制每日食量，辅以新鲜蔬菜水果。

（5）注意腰腿保暖，内衣裤勤换洗，养成良好生活习惯。

第四节　膀胱炎

膀胱炎是发生在膀胱的炎症，主要由特异性和非特异性细菌感染引起，还有其他特殊类型的膀胱炎。其临床表现有急性与慢性两种。前者发病突然，排尿时有烧灼感，并在尿道区有疼痛，有时有尿急和严重的尿频。女性常见。终末血尿常见，严重时有肉眼血尿和血块排出。慢性膀胱炎的症状与急性膀胱炎相似，但无高热，症状可持续数周或间歇性发作，使病人乏力、消瘦，出现腰腹部及膀胱会阴区不舒适或隐痛。

望手知疾

近几年根据各大医院统计，膀胱炎是发病率最高的一种泌尿疾病。但因其早期症状不明显，常常容易被人忽视。

【临床症状】

急性膀胱炎：常突然起病，排尿时尿道有烧灼痛，尿频，往往伴尿急，严重时类似尿失禁，尿频尿急常特别明显，每小时可达5~6次以上，每次尿量不多，甚至只有几滴，排尿终末可有下腹部疼痛。尿液浑浊，有时出现血尿，常在终末期明显。耻骨上膀胱区有轻度压痛。部分病人可见轻度腰痛。炎症病变局限于膀胱黏膜时，常无发热及血中白细胞增多，全身症状轻微，部分病人有疲乏感。女性新婚后发生急性膀胱炎称为蜜月膀胱炎。急性膀胱炎病程较短，如及时治疗，症状多在1周左右消失。

慢性膀胱炎：尿频、尿急、尿痛症状长期存在，且反复发作，但不如急性期严重，尿中有少量或中量脓细胞、红细胞。膀胱炎如果及时治疗的话，症状是会很快消失的，这时候病人不要掉以轻心，要坚持治疗，在医生通过检查确认膀胱炎已经治愈再停下来，不要让膀胱炎转化成慢性。

【掌纹特征】（图7-4-1）

★2线沿着小鱼际中部向下延伸，中途似被切断，并生出许多纤细的线条。（①）

★在小指的下部生出许多纵线。（②）

★急性膀胱炎在膀胱一区会出现片状红斑，在膀胱二区会出现大量的竖纹。(③)
★慢性膀胱炎11线会延长分叉。(④)
★有零乱8线切过3线。(⑤)

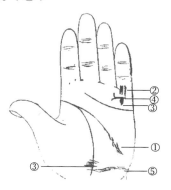

图7-4-1　膀胱炎掌纹特征

证候三调

【手疗】(图7-4-2、图7-4-3、图7-4-4、图7-4-5、图7-4-6、图7-4-7、图7-4-8)

选穴：肾穴，输尿管反射区，膀胱反射区，大陵穴，列缺穴。

配穴：肾穴、腰穴(指第二掌骨侧全息穴位中的肾、腰穴)，太渊穴，少府穴，腰腿反射区。

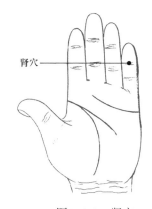
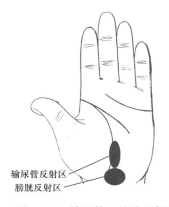
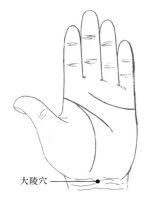

图7-4-2　肾穴　　　图7-4-3　输尿管、膀胱反射区　　　图7-4-4　大陵穴

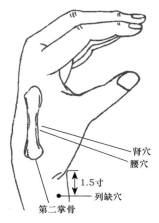

图7-4-5 列缺穴，第二掌骨侧肾、腰穴

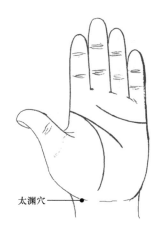

图7-4-6 太渊穴

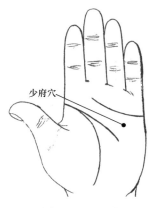

图7-4-7 少府穴

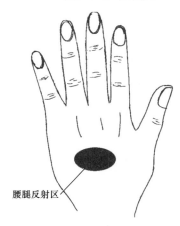

图7-4-8 腰腿反射区

治疗：按摩前要饮水，每穴3～5分钟。反射区用推、按法，缓而有力；大陵穴、列缺穴、肾穴、腰穴、少府穴要用重手法点、揉。按摩后可加灸3分钟。急性期发作时可通过强刺激来暂时缓解疼痛。

【食疗】

在饮食上应以清淡为主，配合多种利尿清热的食物，可以起到很好的缓解与保健作用。

（1）服食种子类食物，可选用南瓜子、葵花子等，每日食用，数量不拘。

（2）不能因尿频而减少饮水量，多饮水可稀释尿液。

（3）多食新鲜水果、蔬菜、粗粮及大豆制品，多食蜂蜜以保持大便通畅，适量食用牛肉、鸡蛋。

（4）绿豆不拘多寡，煮烂成粥，放凉后任意食用，对膀胱有热、排尿涩痛者尤为适用。

【动疗】

适当的运动促进血液循环，可有效缓解膀胱炎症。

（1）盘腿坐位，右小腿置于左小腿之上。上身挺直，双手在双膝上，吸气并收缩会阴肌肉，上提肛门，坚持10秒，然后并放松肌肉，重复4～5次。

（2）俯卧位，前额枕在双臂上，自然呼吸，双腿交替抬高，各重复10次。

此两种活动简便易行，动静结合，对于全身其他部位亦有放松作用，可每天30分钟，以身体发热不感劳累为度，在通风凉爽环境中活动。

小贴士

应保持开朗乐观的生活态度，尽量不饮酒，少食辣椒、咖啡、生姜等辛辣刺激性食物；避免憋尿、久坐及长时间骑车、骑马，注意保暖，加强体育锻炼。增加腰部、下肢运动量，通过锻炼可增强自身免疫力。多参加登山、慢跑等活动，可促进身心压力释放，对慢性疾病保养尤为重要。

第八章 妇科系统疾病手诊与手疗

第一节 痛经

痛经为妇科常见症状之一，尤其多见于未婚青年妇女。一般而言，月经前、后及行经期间，出现的轻度下腹疼痛、坠胀、腰酸、乳房胀痛及乏力等感觉，属生理现象。只有出现下腹及腰部疼痛较剧烈，甚至伴有恶心、呕吐、四肢冷，影响正常工作及学习，才称痛经。痛经分原发性和继发性两种，原发性痛经指生殖器无明显器质性病变的痛经，常发生在月经初潮或初潮后不久，多见于未婚或未孕妇女。继发性痛经指生殖器官有器质性病变，如子宫内膜异位症、盆腔炎症等引起的痛经。

望手知疾

【临床症状】

（1）每次月经前后均出现下腹部阵发性疼痛，有时放射到腰部，常伴有恶心、呕吐、尿频、便秘或腹泻。严重者腹部剧痛，面色苍白，手足冰凉，甚至昏厥。常持续数小时或1～2天，随月经的进程而腹痛缓解。

（2）因痛经分为原发性和继发性两种，所以出现痛经后应明确具体属于哪种：若病人经过详细检查后，未发现盆腔脏器有明显异常者，称为原发性痛经；经检查发现有盆腔炎、子宫内膜异位症、子宫发育不良、子宫过于前曲或后倾、子宫颈狭窄等疾病者，称为继发性痛经。

【掌纹特征】

原发性痛经（图8-1-1）

★手型偏小，掌色黄白。

★掌部纹理变浅。

★交感神经区小而平坦。（①）

★3线尾部散乱。（②）

继发性痛经（图8-1-2）

★子宫区纹理紊乱，出现似使皮肤增厚的小片黄褐色暗斑。（①）

★3线尾端有"米""十"字纹和岛纹，或有断裂。（②）

★3线尾部子宫区有青筋暴露，提示经行不畅。（②）

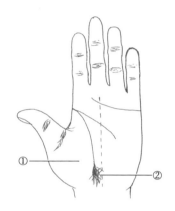

图8-1-1　原发性痛经掌纹特征

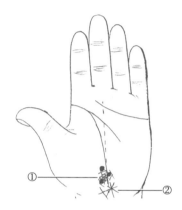

图8-1-2　继发性痛经掌纹特征

证候三调

【手疗】（图8-1-3、图8-1-4、图8-1-5、图8-1-6、图8-1-7）

手部按摩治疗痛经。常按手部大、小鱼际，手部肾区、生殖区、生殖腺反射区，第4、5掌骨间隙，命门点等穴区。

操作方法：双手摩擦发热，推按大鱼际、小鱼际区，两侧分别推按10～20遍；用拇指指尖端掐点、重按肾区、生殖区、生殖腺反射区；掐按第4、5掌骨间隙，重掐命门点；每穴持续10～20秒，反复做5～7遍。同时可捏双手食指的三个关节。经前5～7天开始，每天1次，每次15～20分钟，坚持到行经结束。

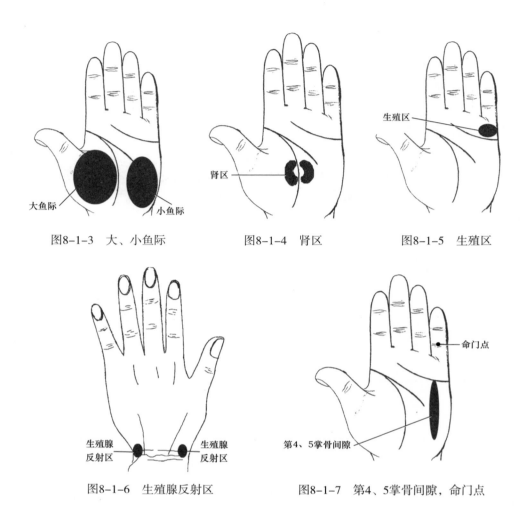

图8-1-3　大、小鱼际　　　　图8-1-4　肾区　　　　图8-1-5　生殖区

图8-1-6　生殖腺反射区　　　　图8-1-7　第4、5掌骨间隙，命门点

【食疗】

（1）寒凝气滞、形寒怕冷者：青皮鸭蛋3个，破壳打入250g黄酒内，再加姜片25g，同煮熟后加白糖30g调服。

或用艾叶18g，煎汤去渣后加红糖适量温服。经前及经期每天2次，连服3～5天即可。

姜枣茶（功能：散寒止痛）：生姜3片，大枣5枚（打碎），以沸水冲泡代茶饮用。

羊肉、狗肉、栗子、荔枝、红糖、生姜、小茴香、花椒、胡椒等均性温，可温经散寒，适用于痛经属寒凝气滞者。

（2）气滞血瘀者：鸡蛋2个，益母草45g，延胡索18g，同煮，蛋熟后去壳再煮片刻，去药渣，吃蛋喝汤，经前开始服，每日1剂，连服5~7天。

或用丹参500g泡在酒内20天后于经前适量服用。

玫瑰花茶（功能：理气解郁，活血散瘀）：玫瑰花15g，沸水冲泡代茶。

芹菜、荠菜、菠菜、香葱、香菜、空心菜、生姜、胡萝卜、枳实、橘子、橘皮、佛手、香蕉、苹果等均可活血通气，适用于痛经属气滞血瘀者。

（3）身体虚弱、气血不足者：先将250g羊肉切块先煮，再与大米适量同煮粥，调味服。

韭菜汁红糖饮（功效：温经，补气）：韭菜250g捣烂取汁，兑入煮沸的适量红糖水中饮用。

鸡、乌骨鸡、鸡血、猪瘦肉、猪肝、猪血、牛肝、羊肉、鹿血、蛋、奶、鱼、鳝鱼、鳖肉、海参、核桃仁、荔枝、龙眼、大枣、桑椹、枸杞子、山药等属补气、补血、补肾之品，适用于痛经属身体虚弱、气血不足者。

【动疗】

痛经病人在经期或前后都应适量运动，以较为轻柔、舒缓、放松、拉伸的运动为主。帮助身体血液顺利流通，缓解压力。同时弯腰以及放松等动作有助改善经痛。但一定要避免剧烈运动。

运动一：

（1）双手约与肩同宽，双脚自然张开，采四足跪姿。

（2）吸气将背部往前，吐气时将双手往前延伸，眼睛看前方，臀部往天花板延伸。

（3）胸部尽量靠近地面，使双手往前延伸，眼睛看前方，感觉下腹延展，胸部不刻意贴地，以免柔软度不佳使肌肉过度伸展。每个深呼吸都感觉背部更加延伸，停留5个呼吸后回动作（1），额头贴地放松休息，重复2~3次。

运动二：

（1）两腿成"V"字站立上身右转90度，右脚向右前方迈出一大步。左腿不动，左脚尖斜向前方，手掌合掌于背后，吸气。

（2）呼气的同时上身向前俯，脸尽量的靠近腿部。呼吸5次。

（3）吸气，上身归位，呼气的同时上身后仰，头部朝下，伸展喉部肌肉。呼吸5次。左右交替练习。

（1）经期前后避免淋雨受凉，不能冲凉水澡，饮食不要贪凉。

（2）体质虚者要加强营养。

（3）要适当活动以助气血流通。

（4）如果腹痛剧烈，大汗淋漓，面色苍白，四肢发凉，应立即送医院救治，以防发生慢性疾病。发育不良体质虚弱者应设法纠正，并加强体育锻炼，增强体质。

（5）经期避免剧烈运动和过度劳累，防止受寒，注意经期卫生。

第二节　月经不调

月经不调是女性的一种常见疾病，凡月经周期紊乱、经期延长或缩短、出血量增多或减少，经质异常，并出现某些不适症状，如经前或经期腹痛者，都称为月经不调。

望手知疾

【临床症状】

（1）其主要症状是周期先后不准（包括月经周期缩短，短于21天且连续出现2个周期以上；月经周期后延，甚至超过35～50天一行，并连续出现2个月经周期以上；月经先后不定期，是指经期忽前忽后，来无定时）。

（2）经期延长或缩短（经期延长是指月经周期正常，经期超过7天以上，甚至2周方净者，有炎症者平时小腹疼痛，经期加重，平时白带量多，色黄或黄白、质稠、有味；经期缩短一般包括在经量过少，即月经周期基本正常，经量明显减少，甚或点滴即净，或经期缩短不足2天）。

（3）经量过多或过少和经色经质等不正常，有时亦可伴有轻度腹痛和其他全身证候（包括脉舌），但主要表现在月经的周期、经量、经色、经质等四方面的异常。

【掌纹特征】（图8-2-1）

★有青筋穿过腕横纹，伸向大鱼际，或腕横纹变浅、断裂。（①）

★掌色发青暗或鲜红，有黄、红、青斑点。

★3线尾部散乱分叉，有"十""米"字纹，有凹陷。（②）

★有人出现10线。（③）

★掌部坤位浮现红色（④），子宫区（同位置②）呈深红色，提示子宫和阴道充血，说明是月经将至或正值月经期间。掌部子宫

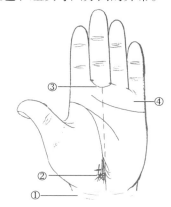

图8-2-1　月经不调掌纹特征

区底部显粉红色网状，提示是月经提前型。颜色越红，提前时间越多。掌部子宫区上部呈白黄色片状，提示是月经滞后型。颜色越白黄，滞后时间越长。

证候三调

【手疗】（图8-2-2、图8-2-3）

月经不调病人可以进行一些简单的手部按摩以帮助缓解症状。

取穴：合谷穴，内关穴，阳池穴，后溪穴，肾反射区，子宫卵巢反射区。

操作：掐按合谷、内关、阳池穴各100～300次；按揉肾反射区、子宫卵巢反射区，力度由轻到重。每次按摩20～30分钟，每日1次，10次为1个疗程。

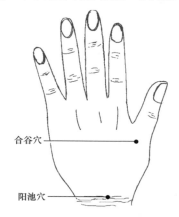

图8-2-2 合谷、阳池穴

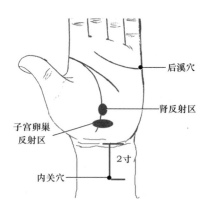

图8-2-3 内关、后溪穴，肾、子宫卵巢反射区

【食疗】

（1）气虚型月经出血过多者：黑木耳30g，红枣20枚。黑木耳红枣共煮汤服之。每日1次，连服。功能：补中益气，养血止血。

（2）月经先期量多者：茶叶、红糖各适量。煮浓茶一碗，去渣，放红糖溶化后饮。每日1次。功能：清热调经。

（3）经期错乱者：生山楂肉50g，红糖40g。山楂水煎去渣，冲入红糖，热饮。非妊娠者多服几次，经血亦可自下。功能：活血调经。

（4）经期先后不定、经色正常、无块行而不畅、乳房及小腹胀痛者：小茴香、青皮各15g，黄酒250g。将小茴香、青皮洗净，入酒内浸泡3天，即可饮用。每次15～30g，每日2次，如不耐酒者，可以醋代之。功能：疏肝理气。

（5）经来量少、紫黑有块、腹痛、血块排出后痛减者：山楂30g，红花15g，白酒250g。将上药入酒中浸泡一周。每次30～45ml，每日2次，视酒量大小，不醉为度。功能：活血化瘀。注意忌食生冷勿受寒凉。

（注：丝瓜性平，味甘。有通经络、行血脉、凉血解毒的功效。古人认为老

丝瓜筋络贯穿，类似人体的经络，故可借老丝瓜之气来导引人体的经络，使经络通畅、气血通顺，从而使月经通顺。

白萝卜味辛、甘，性凉。功能消积化痰，宽中下气。生白萝卜汁有清凉止血的作用，能治疗功能性子宫出血。

黑木耳味甘，性平。功能凉血止血。对月经过多、痔疮、大便出血者有防治效果，同时，因黑木耳的含铁量在植物类食品中首屈一指，可以补血，适用于慢性功能性子宫出血、月经淋漓不尽伴贫血状态。

菱角味甘，性凉。生食清暑解热，除烦止渴；熟食益气，健脾。连壳煎煮的菱角汤汁，有收涩止血的功能，还因其果肉中含有抗腹水肝癌AH–13作用的物质，因此菱角对于恶性肿瘤所导致的子宫出血有一定的价值。

山楂味酸、甘，性温。生山楂有活血化瘀功效。适用于因瘀所导致的月经过少或月经过期1~2个月而非妊娠者。此方对于血瘀所导致的痛经亦有疗效。

桃子味甘、酸，性温。功能生津，润肠，活血，消积。对于因血瘀所导致的月经过少伴痛经者，有一定的辅助治疗作用。

鸽肉益气滋肾，祛风解毒，对于肾精不足所致体弱、消渴及妇女闭经或经血过少，尤为有益。

鸡内金可与山药、白术并用，既为消化瘀滞之要药，更为健补脾胃之妙品。脾胃运化有力，人体对食物营养消化、吸收、代谢的功能恢复正常，则经血可自生。）

【动疗】

由于很多情况下月经不调都与人体气血的不通畅有关，所以月经不调病人在平时应适当进行全身运动、减压运动。

（1）慢跑。慢跑属于有氧运动，可以改善呼吸，顺畅气血，对腹肌、盆腔肌交替收缩和舒张有作用，减低经期子宫的压迫感与疼痛感。

（2）打乒乓球。打乒乓球比较轻松而不激烈，能提高人体的机能水平，同时还可以改善血液系统的功能，有利于子宫经血的排出。

小贴士

（1）女性在生活中要养成良好的习惯，避免劳累过度，日常生活中应注意生活压力及情绪的调节，保持情绪乐观，心情开朗。

（2）由于妇女经期受寒冷刺激，会使盆腔内的血管过分收缩，可引起月经过少甚至闭经，故经期要防寒避湿，避免淋雨、涉水、游泳、喝冷饮等，尤其要防止下半身受凉，注意保暖，还要避免做强度很大的运动。

（3）同时还应注意卫生，预防感染，注意外生殖器的卫生清洁。

第三节 子宫肌瘤

子宫肌瘤为子宫良性肿瘤的一种，由平滑肌和结缔组织所组成，故又称"子宫纤维瘤""子宫纤维肌瘤"或"子宫平滑肌瘤"。但因其成分是以平滑肌细胞增生为主，故当以"子宫平滑肌瘤"命名最合适。也可简称为"子宫肌瘤"。子宫肌瘤是女性生殖器官最常见的良性肿瘤，常见于30~50岁妇女，发病率为20%~30%，尤多见于不孕的妇女，20岁以下少见。其发病机制尚不完全明确，现代医学普遍认为其为性激素依赖性肿瘤，与环境因素，基因突变，雌激素、孕激素、生长因子及细胞外基质变化等有关。中医学认为是由于气滞血瘀，脏腑功能失调而引起。

望手知疾

【临床症状】

子宫肌瘤的临床表现主要和肌瘤的生长部位有关，而与肌瘤大小和个数关系不大。较大的浆膜下肌瘤除摸到包块外，可以无明显症状，而较小的黏膜下肌瘤可见出血很多。

（1）子宫出血：是子宫肌瘤最常见症状。大约1/3病人可以表现为月经增多及频数或经期持续久，但亦可有不规则出血。

（2）腹部肿块：浆膜下肌瘤往往无明显症状，但当肌瘤增大，则可在下腹部摸到肿物，尤其在清晨当膀胱充盈时，子宫位置上升，肿物更为明显。

（3）压迫症状：肿瘤增大，可压迫附近器官而产生各种症状，可发生尿频、尿困难或尿潴留、便秘、下肢浮肿等。

（4）疼痛：不是一般肌瘤常见症状。大约1/4病人具有疼痛症状，多数见于一些特殊部位的肿瘤或肌瘤而有继发病变或并发症者中。

（5）白带增多：子宫肌瘤可引起白带增多，甚至产生大量血性或有臭味的白带。

（6）还有可能出现不孕和一些循环系统症状如继发性贫血等。

【掌纹特征】（图8-3-1）

★掌纹子宫区出现单纯的岛形样纹，或子宫区的3线似由岛形样纹连接起

来。（①）

★ 掌纹子宫区有均匀的黄白色或暗红棕色的圆形或椭圆形似微微凸起的斑点或斑块。

★ 病程长该区就出现灰黄气层浮罩。斑点或斑块出现在掌部子宫区的什么地方，肌瘤就长在子宫体相应的位置，中年病人还可见附件区显得凹陷、苍白且多乱细杂纹。（②）

★ 中年病人还可以见附件区凹陷、苍白、纹多杂乱。

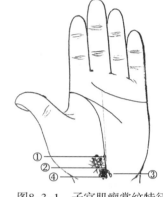

图8-3-1　子宫肌瘤掌纹特征

★ 3线末端有一两个小岛纹符号，提示子宫肌瘤信号。若岛纹出现在大拇指侧，提示肌瘤在身体对应左侧；若岛纹出现在掌缘侧方向，提示肌瘤在身体对应右侧；让此病人自然站立，双膝紧靠，双脚不能正常合在一起，临床意义更大。若女性双目外角发青色，提示子宫疾患。（③）

★ 3线的尾端有葡萄状的岛纹。（④）

证候三调

【手疗】（图8-3-2）

子宫肌瘤病人可以采用一些按摩手法来进行辅助治疗。

取穴：子宫卵巢区，脑垂体区，肾区。

操作：双手摩擦发热，按揉子宫卵巢区、脑垂体区及肾区，各点按100～300次，每日2次。

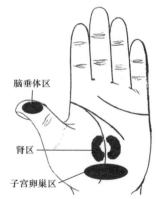

图8-3-2　子宫卵巢区、脑垂体区、肾区

【食疗】

（1）月经量多，血热瘀阻者：将切片后的120g鲜藕与切碎后的120g鲜茅根，用水煮汁当茶饮。功能：滋阴凉血，祛瘀止血。

（2）月经量多，血色鲜红者：将25g银耳泡发后加适量冰糖炖烂，加入10g藕粉冲服。功能：清热润燥止血。

（3）痰湿阻滞者：将薏苡根30g、老丝瓜（鲜品）30g用水煎煮后去渣取汁，调入适量红糖即可，可食丝瓜饮汤，每日服1剂。功能：清热化湿，通络散结。

（4）气滞血瘀者：将鸡蛋2个、中药壁虎5只与莪术9g，加水400g共煮，待蛋熟后剥皮再煮，弃药食蛋，每晚服1次。功能：散结止痛，祛风定惊。

或将鸡蛋2个洗净，与益母草50～100g、陈皮9g一同放入锅中，加适量的清水炖煮至鸡蛋熟透。将熟鸡蛋捞出，去壳后放回锅中炖煮5分钟即成，可食蛋饮汤，病人可于月经前的5～6天开始服用，每日服1剂，直至月经来潮。功能：行气导滞，化癥散结。

或将丝瓜籽9g焙干后用水煎煮15～20分钟，调入适量黄酒、红糖即可。病人可于月经前3～5天开始服用此药饮，每日服1剂，直至月经来潮。功能：活血化瘀，通络止痛。

【动疗】

轻微子宫肌瘤可适当运动，适度的体育锻炼可以增强自身的抵抗力，对于子宫肌瘤的恢复有一定的好处。

（1）慢跑、行走、太极等有氧运动，但在运动过程中一定要注意运动速度与呼吸的协调，不宜太快、太过剧烈。但如果肿瘤较大，一定要注意不能做剧烈运动，这样可能会导致病情加重。

（2）子宫保健操：

准备动作：腹式呼吸。双手交叉于下腹，吸气的时候小腹慢慢膨胀，呼气的时候小腹慢慢向内收缩。每一次呼气或者吸气，尽量保持在10秒以上。整个腹式呼吸是本套操的重要环节，尽量保持呼、吸至少20个来回。

第一节：引体向上。双手两侧向上延展，双手合十，将身体向上提拉去感受脊柱的伸展和身体的放松。引体向上的动作可以重复做8～10次。

第二节：扣手扩胸。左右手在背后十指相扣，调匀呼吸，伸展胸腔和背部。此动作可以重复做8～10次。两手不能相扣者，可以用毛巾辅助练习。

第三节：盆底肌肉锻炼。手臂向前伸展，顺势向下蹲，收腹提肛，收紧会阴，呼气放松。此动作可以重复做8～10次，下蹲收缩腹部、会阴和肛门的时间尽量保持在5秒左右，达到对盆底及阴道肌肉的充分锻炼。

第四节：骨盆旋转运动。双肩不动，通过腰部的力量带动骨盆的旋转，促进骨盆的血液循环，从而对子宫起到良好的保健作用。可顺时针、逆时针方向旋转骨盆各36圈。

第五节：踮脚放松运动。全身放松，吸气踮脚，悬空抖动，促进全身血液循环。

（1）子宫肌瘤病人应注意保持心情的舒畅，养成开朗、豁达的性格；适当地参加体育运动，防止过度疲劳，经期应注意休息。

（2）保持外阴清洁、干燥；若白带过多，应注意随时冲洗外阴。

（3）饮食方面应注意定时定量，不能暴饮暴食；坚持低脂肪饮食，多吃瘦肉、鸡蛋、绿色蔬菜、水果；多吃五谷杂粮如玉米、豆类；多吃富有营养的干果类食物，如花生、芝麻、瓜子等；忌食辛辣、酒类、冰冻食品等。

（4）若月经量过多，要多吃富含铁质的食物，以防缺铁性贫血。

（5）应注意采取恰当的避孕措施。不宜采取在宫内放置节育器（带环）的方法进行避孕，否则可引起月经量增多和经期延长等副作用。也不宜口服避孕药，因为避孕药中大多含有性激素，可刺激子宫肌瘤的生长。

（6）不要额外摄取雌激素，绝经以后尤应注意，以免子宫肌瘤长大。

第四节　乳腺增生

乳腺增生病是临床上常见的一种乳腺疾病，以周期性乳房胀痛，乳房肿块为临床特点，现代医学多认为乳腺增生病的原因是由于内分泌及免疫系统失调。乳腺增生病在中医学中属"乳癖"范畴，认为多由肝郁气滞而成，亦有因冲任失调所致；在现代医学中认为是由于黄体功能低下，黄体素分泌不足，使雌激素相对过高，不仅刺激乳腺实质增生，而且使末梢导管不规则上皮增生，小管扩张和囊肿形成。也因失去黄体素对雌激素的抑制性影响，产生这两者之间的不协调、不平衡，就能使月经前的乳腺增生变化加剧，疼痛加重，时间加长，经期前肿胀疼痛，活动更痛。现代医学心理应激与乳腺增生病的研究也发现乳腺增生病发病前多数病例长期处于劣性刺激，日常工作、生活中有精神创伤、不幸生活事件，性格孤独、抑郁、易激怒、易生闷气等不良心理与精神因素者易患乳腺增生病。

望手知疾

【临床症状】

（1）乳腺疼痛。一侧或两侧乳房疼痛，胀痛。疼痛以乳房肿块为主，可向腋窝放射。

（2）乳房肿块。一侧或两侧乳房单个或多个肿块，好发乳房外上象限，以结节状多见，与周围组织无粘连。

（3）乳头溢液。少数病人可出现乳头溢液，为自发溢液，多为淡黄色或淡乳白色，也有少者经挤压乳头可见溢出溢液。

（4）常见症状中还伴随有病人常觉心烦易怒，胸闷，可见月经不调。

【掌纹特征】（图8-4-1）

★ 1线和2线之间乳腺区有叶状岛纹相切两主线。（①）

★ 1线和2线之间乳腺区有叶状岛纹，岛纹内有"十""米"字纹。（②）

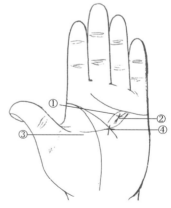

图8-4-1　乳腺增生掌纹特征

★乳腺区有树叶状岛形纹下边延伸支线走向大拇指根处。（③）

★2线第三指缝区"十"字交叉（肝气郁滞）。（④）

★5线天庭中出现竖纹，竖纹不多，只能作为参考纹线，一般为轻度乳痛。

★乳腺区树叶状岛形纹部位变为黑色，4线比3条主线还粗，要考虑乳腺癌变。

证候三调

【手疗】（图8-4-2、图8-4-3）

取穴：生殖区，肾区，内关穴，少泽穴，合谷穴，中泉穴。

操作：双手摩擦发热，推按生殖区、肾区，重按内关、少泽、合谷、中泉穴。每次按摩30分钟，每日1次，1个月为1个疗程。

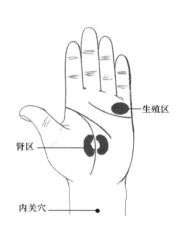

图8-4-2 生殖区、肾区、内关穴

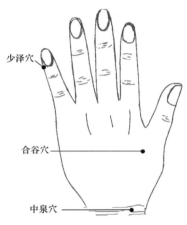

图8-4-3 少泽、合谷、中泉穴

【食疗】

（1）乳腺小叶增生，证属冲任失调者：将肉苁蓉15g，当归10g，赤芍10g，柴胡5g，金橘叶10g，半夏10g分别拣去杂质，洗净，晾干或切碎，同放入砂锅，加适量水，浸泡片刻，煎煮30分钟，用洁净纱布过滤，取汁放入容器，待其温热时，加入蜂蜜30ml，拌和均匀即成。上、下午分服。功能：调理冲任，活血散结。

或将海带（洗净，切块）、鳖甲（打碎）、瘦肉各65g，共煮汤，汤成后加入适量盐、麻油调味即可。每日分2次温服，并吃海带。功能：调补冲任，软坚散结。

（2）乳腺小叶增生，证属肝郁气滞者：先将猪肉50g洗净，切成薄片，放入碗中加精盐，湿淀粉适量，抓揉均匀，备用。将刀豆50g，木瓜100g洗净，木瓜切成片，与刀豆同放入砂锅，加适量水，煎煮30分钟，用洁净纱布过滤，取汁后同入砂锅，视滤液量可加适量清水，大火煮沸，加入肉片，拌匀，烹入黄酒适量，再煮至沸，加葱花、姜末适量，并加少许精盐，拌匀即成。可当汤佐餐，随意食用，当日吃完。功能：疏肝理气，解郁散结。

或将香附20g，路路通30g，郁金10g，金橘叶15g（洗净），入锅，加适量水，煎煮30分钟，去渣取汁，待药汁转温后调入蜂蜜30ml，搅匀即成。上、下午分服。功能：疏肝解郁，行气。

或用代茶饮，将玫瑰花6g，蚕豆花10g分别洗净，沥干，一同放入茶杯中，加开水冲泡，焖10分钟，代茶饮。

（注：防治乳腺增生，可多吃些具有行气通络、化瘀散结功效的食物，如丝瓜、橘子、玫瑰花等。

豆制品含有异黄酮，能有效抑制乳腺肿瘤的发生。

鱼类含有一种能够有效抑制肿瘤细胞生长和增殖的不饱和脂肪酸，对预防乳腺肿瘤常有助益。

海带含有大量的碘，碘可以刺激垂体前叶黄体生成素，促进卵巢滤泡黄体化，从而使雌激素水平降低，恢复卵巢的正常性能，纠正内分泌失调，消除乳腺增生的隐患，对辅助治疗乳腺增生能起到一定的疗效作用。

红薯中含有抗肿瘤物质去氢表雄酮，可以抑制乳腺肿瘤的滋长。此外，玉米、食用菌类、海藻类、大蒜、西红柿、橘类和浆果类水果等也有类似的作用。

多进食富含纤维素的蔬菜，在摄入高膳食纤维时，由于纤维可以影响胃的排空、小肠的吸收速度以及食品经过消化道的时间，促使脂肪吸收减少，脂肪合成受到抑制，就会使激素水平下降，从而可以有利于乳腺增生疾病的恢复。）

【动疗】

乳腺增生病人多因情志不舒，气郁痰凝引起，故可多做一些舒展臂膀，扩胸类运动，活络经脉、推动气血，以帮助胸部血液的通畅流动，有效地牵拉乳房及周围组织参与运动，防止胸部组织老化。

（1）打羽毛球、甩手、转腰等，多做扩胸运动和深呼吸，减少血流的瘀滞，加快静脉血液的回流，预防乳腺疾病。

（2）双脚稍微分开，两手臂打开向上举，吸一口气，挺胸收腹，手臂向身体后方拉伸。这个动作充分伸展了胸肌、胸腺。

（3）吸气，挺胸收腹，两手相扣于背后，吸一口气，两手臂作拉伸动作。均匀呼吸6次之后，回复原位，然后换另一侧进行。这个动作可以促进血液汇聚在胸部，滋养胸腔，按摩胸腺。

（4）仰卧于地上，上半身抬起，双手撑地，抬头，打开胸腔，深呼吸，直到两手臂呈直线，然后回复原位，重复动作6次。这个动作能改善胸部的疲劳。

（5）两脚打开，双臂上举，让整个身体都向上伸展。均匀呼吸6次之后，重复动作，一共重复6次。这个动作能让人放松身心，促进胸部血液循环。

（6）美乳保健操：

第一节：双手用力在胸前合十并向上，到头顶后两边打开，再由两边向胸部合拢，向左移动后再回到胸前，然后再向右移动回到中间后放下。

第二节：双手合十后向上到头顶打开，然后再在胸前合十，打开，合十打开，四次。再双掌合并后用力在胸前左右移动，向上分开后，慢慢放下。

第三节：双掌分别放在胸部两侧，指头朝内，向前延伸至胸前合十再打开。重复做四次。

第四节：双手合十，抬起，打开，再双手向内合十，放在乳房中间，用力贴近中线。

第五节：左手上右手下，在腹部和胸部上下做巡回的圆弧运动，在做动作的同时摆胯，双手不断交替。

第六节：双手打开与肩平，由下至上一直到头顶，再从头顶之间靠肩伸出。

小贴士

（1）乳腺增生病人应注意调节情绪，尽量不生气，不抑郁，调整心态，放松心情，心平气和的对待身边的事物，令肝气舒畅。

（2）调节饮食，因过度偏爱生冷、甜食、辛辣、油腻食物以及饮食不规律的人更容易患乳腺增生，故要改变饮食结构，少食辛辣、油腻、生冷刺激性的食物。可以常吃海带、桔子、牡蛎等具有行气散结作用的食物。多吃蔬菜和水果类，多吃粗粮。黑黄豆最好，多吃核桃、黑芝麻、黑木耳、蘑菇。少吃咖啡、可可、巧克力，这类食物中含有大量的黄嘌呤，会促使乳腺增生。

（3）调节压力，不能长期处于高压状态，不能过分紧张、过分疲劳，应劳逸结合，不要长期伏案工作，要经常参加体育锻炼。

（4）还要注意调节作息，尽量不熬夜，保证睡眠质量，作息规律，起居有常。

（5）保持乳房清洁，经常用温水清洗，注意乳房肿块的变化。

（6）40岁以上的乳腺增生病人应该每年去医院做一次专科检查，必要时做B超、红外线乳透或钼靶照相检查。

第九章　内分泌系统疾病手诊与手疗

第一节　糖尿病

糖尿病，古称"消渴"，发病率日益升高。是一种常见的全身进行性的内分泌代谢疾病。其特点为胰岛素分泌的绝对或相对不足或靶细胞胰岛素的敏感性降低，引起碳水化合物、蛋白质、脂肪、电解质和水的代谢紊乱，使肝糖元和肌糖元不能合成，从而出现血糖、尿糖升高及糖耐量降低的现象。病因尚未明确，遗传因素、肥胖、病毒感染均与发病有关。

中医辨证：总的病机为阴虚为本，燥热为标。

望手知疾

糖尿病由阴虚引起，典型症状有善饥烦渴，多饮，多尿，多食，消瘦，乏力，虚弱等，并可有皮肤瘙痒，皮肤疖、痈等化脓性感染，月经失调，视力障碍，大汗淋漓，四肢酸痛麻木等。早期轻证大多无体征，久病病人可引发各种并发症。若空腹血糖高于6.9mmol/L，糖尿病即可被确诊。

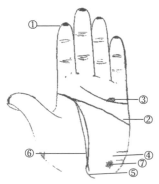

图9-1-1　糖尿病掌纹特征

【掌纹特征】（图9-1-1）

★十指端红于掌色。（①）

★有13线。（②）

★无名指与小指缝下的1线处有隆起物或黄斑。（③）

★在乾位可有一条或三条8线。（④）

★3线末端反向凹曲。（⑤）

★3线呈弓状弯曲或3线呈直线斜向地丘腕部，是典型长期糖尿病病人的掌纹密码。（⑥）

★月丘中部或下部出现横纹、星纹以及网状格子纹。（⑦）

★有些病人是汤匙型手，可出现颤抖。

★手指以中指为中心，向拇指方向弯曲。

【其他诊断】

（1）甲诊：指甲为阔甲或凹甲，指甲可呈三角型，左手中指指甲根部有白色斑点提示预防糖尿病。

（2）面诊：面色黑多说明在糖尿病隐形期；糖尿病性潮红，青年糖尿病病人的面部及手足常发生弥漫性淡红色斑，以额部最常见；眉毛的外侧有脱毛现象。

（3）皮肤诊：颈部有色泽深暗的皮赘，同时有裂纹舌，均为糖尿病的征兆。

证候三调

【手疗】（图9-1-2、图9-1-3、图9-1-4、图9-1-5、图9-1-6）

❶每天入浴或入睡前，先用左手拇指按压右手手背中央的血糖点及阳池穴，再按压右手掌心中指与无名指交界处下面的区域。然后用右手拇指按压左手的上述位置。左右手各25次。

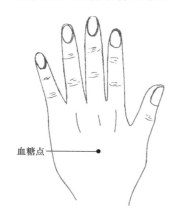
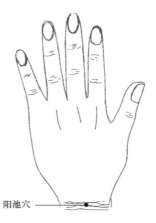
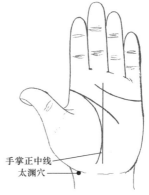

血糖点

阳池穴

手掌正中线
太渊穴

图9-1-2　血糖点　　　　图9-1-3　阳池穴　　　图9-1-4　手掌正中线、太渊穴

❷双手摩擦生热后，用力按揉并掐按中指下掌正中线，反复进行，持续点按阳池、太渊、大陵、内分泌区、胃肠点、足跟穴等。

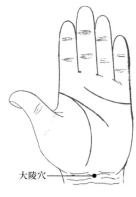

图9-1-5　大陵穴

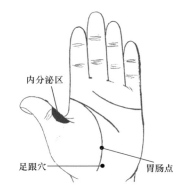

图9-1-6　内分泌区、胃肠点、足跟穴

【食疗】

糖尿病最关键的就是在饮食上控制，在生活上调节。饮食治疗是糖尿病最基本的治疗措施之一。

（1）糖尿病病人不应吃（或少吃）水果、糖、甜点心、含糖饮料及蜂蜜等食物；不提倡吃由根和茎部分长成的蔬菜，如地瓜、藕、芋头等，因为其含糖量较高；少吃或不吃豆制品，因为它是植物蛋白，与人体所需要的氨基酸不同，应该吃动物蛋白，如鸡、鱼、肉等。

（2）最重要的是，糖尿病病人的饮食应定时定量。因为病人每天所服的降糖药是固定的，这些药物所能处理的饮食也是固定的，只有饮食定量才能控制好血糖。另外，饮食还应定时，因为所服用的药物有一定的有效时间，超过一定的时限后效果就很差了。

（3）防治小方：仙鹤草100g，功劳叶、麦冬、天花粉各15g，黄芪30g，生地黄、知母、淫羊藿各12g。水煎服。巩固疗效时用仙鹤草、黄芪等量，水煎当茶饮。

【动疗】

生命在于运动，的确，糖尿病病人如果进行适量的运动是有好处的。可是，并不是所有的糖尿病病人都可以进行运动。

糖尿病病人的血糖是不稳定的，而运动时是要消耗大量能量的，进而会导致病人的血糖发生变化，影响病人的身心健康。就比如晚期的糖尿病病人身体各个器官已经发生不可逆转的病理改变，他们的身体机能不可能对运动做出正常的生理反应。所以此时剧烈的运动反而会加重病人的负担，使病情加重，病情恶化。

以下病人绝对要禁止进行运动：

（1）糖尿病造成自主神经病变，并伴有体位性低血压、末梢神经病变，但足部感觉不敏感者。

（2）有高血压的糖尿病病人，其收缩压大于或等于200mmHg，舒张压大于或等于100mmHg。

（3）糖尿病并发严重身体感染要禁止剧烈运动。

（4）有增殖性的视网膜病变或有血管瘤者要避免高强度的运动量，比如举重、头部剧烈摇动等。

（5）伴有严重脑血管病变及晶状体浑浊、有较重白内障的病人。

（6）糖尿病伴有酮症酸中毒、活动性肺结核病的病人。

（7）既往有心肌梗死史、心绞痛、充血性心力衰竭、间歇性跛行病人，经常有一过性缺血性发作者。

小贴士

现代医学证明，糖尿病完全是一种基因遗传性疾病。如果长辈有人患糖尿病，后代就应该提高警惕。但有遗传纹，并不代表一定发病。作为隐性遗传，完全可以健康的生活，怎样区别它会不会发病呢？

（1）左手乾位就有8线、13线，那就表明，有糖尿病遗传基因，应该从小就预防糖尿病。

（2）假如右手上的乾位也有8线出现，那么将来患糖尿病的可能性就很大。

（3）平时注意查看十指指尖，如果非常鲜红，乾位也很红，那么糖代谢可能有失调的情况。这时，就需要做一个血糖测试，注意观察糖代谢的情况。

（4）避免暴饮暴食、膏粱厚味，防止胰腺炎的发生。

（5）尽量避免激素类药物，防止其对遗传基因的诱导。

第二节 更年期综合征

女性更年期综合征已为人们所熟知，而男性更年期常被人们所忽略。实际上男女都要经过从成年到老年这一阶段，即医学所称的"更年期"，这一阶段出现的身体、精神和神经等方面的症状表现，称为"更年期综合征"。女性更年期多发生于45～55岁，一般在绝经过渡期月经紊乱时，这些症状已经开始出现，可持续至绝经后2～3年，仅少数人到绝经5～10年后症状才能减轻或消失。男子发病年龄一般在55～65岁，临床表现轻重不一，轻者甚至无所觉察，重者影响生活及工作，病人感到很痛苦。

望手知疾

更年期是每个人生命中都必须经历的阶段，这是一个不可避免的过程，更年期综合征以阵发性潮热、汗出，思想不集中，易激动，失眠，多虑为主要表现。我们应该及早发现，并尽量控制，手纹便是一个很好的观察途径。

【临床症状】

女子"七七，任脉虚，太冲脉衰少，天癸竭，地道不通，故形坏而无子也"；男子"八八，天癸竭，精少，肾脏衰，形体皆极，则齿发去"，故更年期时会出现一系列由于内分泌紊乱而产生的症状。肾虚肝旺型以月经紊乱或已绝经，头晕耳鸣，烘热汗出，烦躁易怒，腰疲乏力，大便干燥，舌红苔少，脉细微为主要脉症；心肝火旺型以月经紊乱或已绝经，烘热汗出，心烦易怒，口苦心悸失眠为主要症状。

【掌纹特征】（图9-2-1）

★食指的第二指节上有"米"字纹。（①）

★2线上有很多细小紊乱的横纵纹理形成一个大三角形。（②）

★2线尾部可有岛纹结束。（③）

★3线下端外侧有三角型纹形成。（④）

★掌色红，尤其乾位颜色鲜红。（⑤）

★小鱼际外缘膨胀呈圆弧状。（⑥）

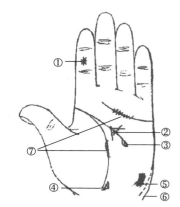

图9-2-1 更年期综合征掌纹特征

★掌部各主线有浅细6线穿过。（⑦）

★从5线下端有一细线向小指伸去表示其人感情脆弱，易激动，易抑郁，交替出现。5线易变为弯曲状。

【其他诊断】

（1）人中诊：人中上多有一条纵纹，从唇向鼻伸去，人中变浅，变平坦，并有青色泛起。

（2）舌诊：舌苔薄白，舌质多紫，并有瘀斑，或舌尖红。

（3）耳诊：在耳的腹区内有血管浮显。

（4）面诊：面部有色素沉着斑的女性，更年期症状明显，斑越大色越深的人病情越显著。

证候三调

【手疗】（图9-2-2、图9-2-3、图9-2-4）

❶治疗更年期综合征时，首先对小指关节处的肾穴进行刺激，配合命门点、生殖区和阳池穴。同时，手掌中央的心区、无名指指甲旁的关冲穴都具有促使精神安定和调整植物神经的作用，对这些穴位和区域，每天温灸7～10次，各种症状都能减轻。

❷取肾穴、命门点、生殖区、心区，每天按摩30分钟。

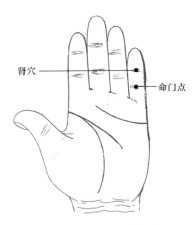

图9-2-2 肾穴、命门点

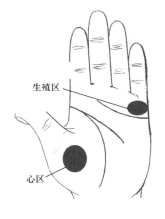

图9-2-3 生殖区、心区

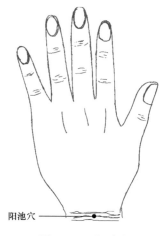

图9-2-4　阳池穴

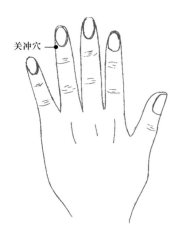

图9-2-5　关冲穴

【食疗】

（1）核桃芡实莲子粥：核桃20g、芡实15g、莲子25g，以大米适量煮粥服用。

（2）栗子枸杞炖瘦肉：栗子20g，枸杞子15g，炖100g瘦肉。

（3）百合红枣茶：百合30g，红枣20枚，煮水当茶饮用。

（4）首乌黑豆汤：何首乌15g、黑豆100g，红枣20枚，煮排骨汤。

（5）莲藕红萝卜汤：莲藕300g、红萝卜100g、郁金15g，煮排骨汤。

【动疗】

　　每日按揉三阴交、太溪穴至穴位发热；每日点按关元、足三里穴各100下；每日按揉肾俞、神门、太冲穴20分钟；时常按揉印堂、太阳穴；时常按压足脚趾。

小贴士

　　男性自测更年期：男性进入中年后，会出现内分泌紊乱、类似妇女"更年期综合征"的一系列表现，表明男性进入更年期。下面的问题可以帮助自测：

（1）使用原来的近视眼镜已无法阅读书报，摘下眼镜放近看反而清楚，说明眼已"老化"。

（2）眼睛容易疲劳，看书久了感到头痛、头晕。

（3）睡眠比以前减少，早睡早醒。

（4）饮酒者酒量大不如前。

（5）听力明显减弱。

（6）口味改变，爱吃甜、酸、辣、咸等重口味食物，说明味觉有减退。

（7）性欲减退。

（8）记忆力减退。

（9）开始怀念童年往事。

（10）工作精力不如从前，甚至有力不从心的感觉。

如果以上10点中有4点以上为肯定的话，那表明自己已进入更年期。

第三节 甲亢

甲亢全称甲状腺功能亢进，是指由于甲状腺本身的病变而引起甲状腺激素增多，进入循环血液中，作用于全身组织和器官而引起机体的神经、循环、消化等各系统的兴奋性增高和代谢亢进。其临床表现可轻可重，可明显也可不明显，由于病人的年龄、病程以及产生病变不同，引起各器官的异常情况的不同，临床表现也不完全一样。甲亢可能是暂时的，也可能是持续存在的。

望手知疾

甲亢在20～40岁最常见，以甲状腺肿大，怕热多汗，多语好动失眠，易激动兴奋，精力旺盛，多食消瘦，眼部异常或突眼为主要表现症状。疾病初期，若不加注意则会导致病情恶化。手纹方便也容易辨识观察，可以通过其辅助判断，从而及早发现，及早调理控制。

【临床症状】

肝脾不调会导致气滞痰凝、气血结聚，凝滞于颈项部的皮肉筋脉形成瘿瘤，即甲状腺肿大，或肿或硬，或赤或不赤。

【掌纹特征】（图9-3-1）

★9线中央有一小岛纹。（①）

★双手大拇指第二指节掌面鼓大。（②）

★自然站立双手向前平伸，五指自然张开，若手指微微发抖，即是甲状腺功能亢进的表现。

★3线上在相应年龄出现岛纹。（③）

★2线紊乱并且出现岛纹。（④）

【其他诊断】

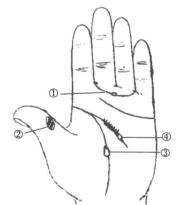

图9-3-1 甲亢掌纹特征

单纯性甲状腺肿。除甲状腺肿大外，并无上述症状和体征。虽然有时 ^{131}I 摄取率增高，T_3 抑制试验大多显示可抑制性。血清 T_3，rT_3 均正常；自主性高功能性甲状腺结节，扫描时放射性集中于结节处，经TSH刺激后重复扫描，可见结节放射性增高。

证候三调

【手疗】（图9-3-2、图9-3-3、图9-3-4、图9-3-5、图9-3-6）

每日揉按合谷、神门、大陵、劳宫、八邪、四缝等穴位5分钟。

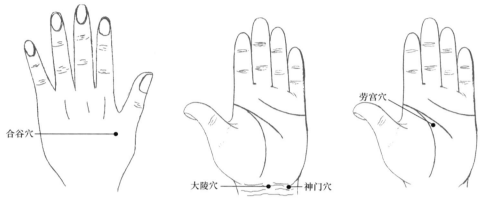

图9-3-2　合谷穴　　　　图9-3-3　神门、大陵穴　　　　图9-3-4　劳宫穴

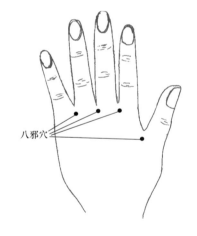

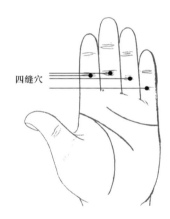

图9-3-5　八邪穴　　　　　　　　图9-3-6　四缝穴

【食疗】

（1）海藻玉壶汤：海藻、贝母、陈皮、昆布、青皮、川芎、当归、制半夏、连翘、甘草节、独活各3g，海带1.5g。水煎服，量病上下，食前后服之。

（2）甲亢病人应多吃一些高热量、高蛋白、富含维生素的食物；多补充丢失的水份；要忌食含碘量高的食物，特别是像海带、海鱼等海产品；不要喝浓茶、咖啡、酒等，不要吃辛辣食物，特别是辣椒、葱、姜、蒜等。

（3）防治小方：鲫鱼500g，豆腐适量。加水小火炖后调作料服用，每日1次，一般连服10~15天。

【动疗】

沿胸锁乳突肌从上到下进行揉按，1分钟/次，每天3次；按揉大脚趾下2寸处，1分钟/次，每日5次。

小贴士

对于甲状腺功能亢进的病人除了进行药物治疗外，进行有效的科学的精神心理治疗也是不可少的，在精神上应多给病人以安慰，使其避免情绪波动，并尽可能地帮助病人调整自己的精神状态，不可长期陷入忧郁、苦恼、悲愁的境地，一定要豁达心胸，保持乐观。

第四节 高脂血症

　　高脂血症是指血脂（胆固醇、甘油三酯、高密度脂蛋白、低密度脂蛋白）水平过高，可直接引起一些严重危害人体健康的疾病，如动脉粥样硬化、冠心病、胰腺炎等。其可分为原发性和继发性两类。原发性与先天性和遗传有关，是由于单基因缺陷或多基因缺陷，使参与脂蛋白转运和代谢的受体、酶或载脂蛋白异常所致，或由于环境因素（饮食、营养、药物）和通过未知的机制而致。继发性多发生于代谢性紊乱疾病（糖尿病、高血压、黏液性水肿、甲状腺功能低下、肥胖、肝肾疾病、肾上腺皮质功能亢进），或与其他因素如年龄、性别、季节、饮酒、吸烟、饮食、体力活动、精神紧张、情绪活动等有关。在通常情况下，多数病人并无明显症状和异常体征。不少人是由于其他原因进行血液生化检验时才发现有血浆脂蛋白水平升高。《黄帝内经》中"膏人""肥人"指的就是血脂过高的肥胖之人。中医学认为高脂血症属"胸痹""眩晕""心悸""肾痹""头痛""风痱"范畴，从病机病名角度认为该病属"痰浊""血瘀"范畴。

望手知疾

　　随着现代社会经济的发展，人们的生活水平逐渐提高，饮食愈加倾向于膏腴，以车代步，越来越缺乏运动，夜生活丰富，身体得不到充足的休息，以致身体健康状况大幅度下降，引发高脂血症。当手纹上有所显示时，就该注意改变生活习惯，以回归健康自然。

【临床症状】

　　《灵枢·五癃津液别论》："五谷之津液和合而为膏者，内渗于骨空，补益脑髓，而下流于阴股"，可见古代之膏类似现代血脂。膏脂的化生转运疏布与脾密切相关，脾气虚弱、湿浊内蕴会使膏脂滞留，形成高脂血症，症见肢麻、胸闷或痛、心悸等；肝为将军之官，主疏泄调畅气机，肝气不舒则气血运行不畅，气滞血瘀，故致病，症见胸胁不舒；肾藏精，主骨、生髓，主生长发育，肾阴肾阳虚损均能导致机体水湿、津液代谢障碍，水谷精微留滞血脉致高血脂，可见多种复杂症状。

【掌纹特征】（图9-4-1）

★ 震区上半部分颜色呈鲜红状，下部凸起且发硬表示有高血脂。（①）

★ 巽区呈红色、凸起且有"米"字纹提示高血脂。（②）

★ 明堂呈红色、黄色常见于高血脂。（③）

★ 掌部月丘、金星丘处可出现脂肪丘隆起。（④）

★ 五指指根部可出现脂肪堆积状改变。（⑤）

★ 掌色常出现红白相间状改变。

【其他诊断】

新的标准：建议在LDL-C（低密度脂蛋白）

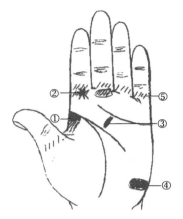

图9-4-1　高脂血症掌纹特征

浓度>130mg/dl时开始药物治疗，以LDL-C浓度<100mg/dl为治疗目标，如果未来发生心脑血管疾病的风险很高，应该更早的开始药物治疗和采取更严格的治疗目标。低HDL-C（高密度脂蛋白）浓度为冠心病的一项危险因素，为<40mg/dl。降低了三酰甘油的分类的标准，更注重其中度升高。

证候三调

【手疗】（图9-4-2、图9-4-3、图9-4-4、图9-4-5、图9-4-6、图9-4-7、图9-4-8、图9-4-9）

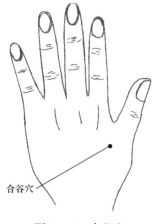

图9-4-2　合谷穴

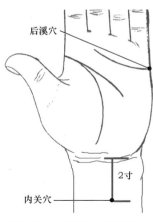

图9-4-3　后溪、内关穴

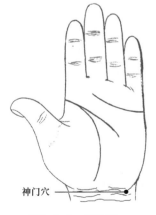

图9-4-4　神门穴

❶每日点按、推按或掐按合谷、后溪（微握拳，第5指掌关节后尺侧的近端掌横纹头赤白肉际处）、内关、神门穴以及第二掌骨桡侧全息穴（肝胆穴、脾胃穴、腰腹穴等）各200~400次，每日或隔日1次，1个月为1个疗程。

❷每日按揉合谷、神门、劳宫、鱼际、商阳、少泽穴30分钟。

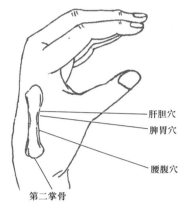

图9-4-5 第二掌骨桡侧肝胆、脾胃、腰腹穴

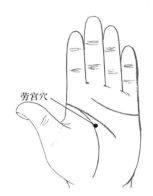

图9-4-6 劳宫穴

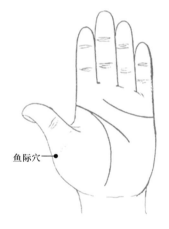

图9-4-7 鱼际穴

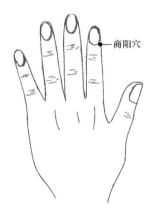

图9-4-8 商阳穴

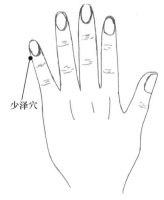

图9-4-9 少泽穴

【食疗】

（1）每日一杯奶，二两米，三分蛋白，膳食要有粗有细，不甜不咸，多餐，七八分饱，多吃水果蔬菜。每天6g盐，7杯开水。

（2）山楂粥：山楂30~45g（或鲜山楂60g），粳米100g，砂糖适量。将山楂煎取浓汁，去渣，同洗净的粳米同煮，粥将熟时放入砂糖，稍煮1~2沸即可，作点心热服。10日为1个疗程，不宜空腹及冷食。

（3）大藕4节，绿豆200g，胡萝卜125g。将绿豆洗净水泡半日，滤干，胡萝卜洗净，切碎捣泥，两物加适量白糖调匀待用。将藕洗净，在靠近藕节的一端用刀切下，切下的部分留好。将调匀的绿豆萝卜泥塞入藕洞内，塞满塞实为止。再将切下的部分盖好，用竹签或线绳插牢或绑好，上锅水蒸熟，可当点心吃。经常食用降低血脂，软化血管。主治高血脂。

【动疗】

滑肉门、大横、丰隆和公孙这四个穴位，常常按揉或艾灸都对高脂血症有帮助。

体育运动不但可以增强心肺功能、改善胰岛素抵抗和葡萄糖耐量，而且还可减轻体重，降低血浆三酰甘油和胆固醇水平，升高HDL-胆固醇水平。

每次运动开始之前，应先进行5~10分钟的预备活动，使心率逐渐达到上述水平，然后维持20~30分钟。运动完后最好再进行5~10分钟的放松活动。每周至少活动3~4次。

小贴士

许多流行病学资料显示，肥胖人群的平均血浆胆固醇和三酰甘油水平显著高于同龄的非肥胖者。除了体重指数（BMI）与血脂水平呈明显正相关外，身体脂肪的分布也与血浆脂蛋白水平关系密切。一般来说，中心型肥胖者更容易发生高脂血症。肥胖者的体重减轻后，血脂紊乱亦可恢复正常。吸烟可升高血浆胆固醇和三酰甘油水平，降低HDL-胆固醇水平。停止吸烟1年，血浆HDL-胆固醇可上升至不吸烟者的水平，冠心病的危险程度可降低50%，甚至接近于不吸烟者。

第十章 神经系统疾病手诊与手疗

第一节 神经衰弱

神经衰弱是神经症中的一种。是一种以慢性疲劳、情绪不稳、自主神经功能紊乱伴突出的兴奋与疲劳为临床特征，并伴有躯体症状和睡眠障碍的神经症。一般来说，神经衰弱是由心脾不足、肾精虚衰引起的，这种状况不仅仅是用脑过度、饮食不节造成的，也可因性生活过度耗损肾精，造成脑力衰弱而影响神经系统功能。神经衰弱在中医学上属"梅核气""脏躁""惊悸""不寐""怔忡""喜忘""头痛"等病证范畴。

望手知疾

神经衰弱是最常见的神经系统疾病之一，人的一生之中在大部分阶段都有可能患上神经衰弱症，它的症状很多，如记忆力减退、失眠、多梦、耳鸣盗汗、头痛眼花、幻听幻视等，都是极其难受的。我们可以通过手纹线路来观察注意，从而及早地预防。

【临床症状】

由梅核气而致病：表现为梅核塞于咽喉，咯之不出，咽之不下，时发时止等除疼痛以外的多种咽喉异常感觉或幻觉。

由脏躁而致病：表现为精神忧郁，烦躁不宁，悲忧善哭，喜怒无常。

【掌纹特征】（图10-1-1）

★2线畸形或变淡，尾端有分支。（①）

★2线末端有三角纹是脱发、神经衰弱的信号。（②）

★2线伸向乾位。（③）

★2线起端过低提示易患神经衰弱。（④）

★3线尾端分成"伞"状。（⑤）

★明堂脑区出现病理性"十"字纹、大岛纹
提示用脑过度导致神经衰弱。（⑥）

★明堂脑区出现"井"字纹提示思维敏捷但
神经衰弱。（⑦）

★无名指下方的金星丘有杂乱纹理提示神经
衰弱，若手中有多层间断的9线也是神经
衰弱的信号。（⑧）

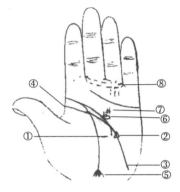

图10-1-1　神经衰弱掌纹特征

【其他诊断】

（1）甲诊：甲型较大，且多为细长甲型；甲色出现苍白变；甲根部半月环较
小或根本没有。

（2）手型：手型常呈墨鱼骨样形状，手指各关节出现大小不等的改变；手掌
出现平坦状，无脂肪层堆积。

证候三调

【手疗】（图10-1-2、图10-1-3、图10-1-4）

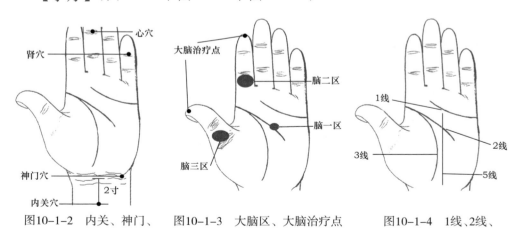

图10-1-2　内关、神门、　　　图10-1-3　大脑区、大脑治疗点　　　图10-1-4　1线、2线、
　　　　　心、肾穴　　　　　　　　　　　　　　　　　　　　　　　　　　　　　3线、5线

❶ 按摩内关、神门穴各5分钟；点揉手部心、肾穴各30~50下；掐揉大脑

区3分钟。每日或隔日施治1次，10次为1个疗程。用拇指、食指在穴位缓慢轻度摩擦，由轻转重再由重转轻，以穴位部发热为度，每日1次或数次。

❷捻捏大脑治疗点；推按1线、2线、3线、5线，施以轻刺激手法，每次15～30分钟，每日1次，10次为1个疗程。

【食疗】

（1）二仁夜欢汤：酸枣仁、柏子仁、夜交藤、合欢花各30g。加清水适量，煎煮后，取药汁倒入洁净的盆内，待药温适宜时温泡双手，每日1剂，泡2次，每次20～30分钟（冷却后加温再用）10剂为1个疗程。另取1剂，以水煎服，日服2次。

（2）芍欢散：白芍、合欢花、酸枣仁各15g，琥珀1.5g。共研细末，装瓶备用。用时，每次取芍欢散药末15g，用食醋适量调成糊膏状，贴敷于双手劳宫穴区，外以纱布包扎，胶布固定，每日换药1次，10次为1个疗程。

【动疗】

一般认为太极拳、气功、按摩、健身走、慢跑、打乒乓球等都会有助于缓解神经衰弱。实验表明，神经衰弱病人每天做较长距离的散步（2～3公里）有助于调整大脑皮层的兴奋和抑制过程，减轻血管活动失调的症状；神经衰弱病人应严格掌握运动量，不可运动过久、过量、过猛，精神萎靡者应适宜做些提高情绪的运动。

小贴士

神经衰弱者一定要保持良好的睡眠，让大脑神经得到休息；同时还要注意用脑卫生，大脑神经细胞互相交替地兴奋或抑制，轮流工作或休息，身体才会平衡，精神才会保持良好状态，所以应对脑力活动作出合理科学的安排，避免长时间用脑；神经衰弱病人还应该适当地参加一些力所能及的劳动或体育运动，不但有助于恢复大脑神经的正常运作，而且可以增强体质；另外，神经衰弱病人也要戒除烟酒等不良嗜好，在饮食上也要避免吃刺激性很强的食物。

第二节　失眠

失眠是指因不能入睡而痛苦，特别是长期处于这种状态的习惯性病人，病人有难以入睡或多梦易惊醒或早晨醒得过早等症状，是一种最常见的睡眠紊乱。在古代文献中也称作"目不瞑""不得眠""不得卧""不寐""不眠""少睡""少寐"等名称。

望手知疾

睡眠对人的身体健康起着重要作用，然而，随着社会竞争的愈演愈烈，失眠的病人数不断增加，一些西药虽可促使入睡，但并不能保证睡眠质量，并且长期使用会带来很大的副作用，因此失眠成为临床上的一个棘手问题。当手掌上失眠的征兆出现，我们就应该注意了，及时调整自己的情绪，避免日后夜晚的辗转反侧。

【临床症状】

（1）因心肾不交而致病：表现为胸中痞闷嘈杂，入睡困难，怔忡心悸等。

（2）因心脾两虚而致病：表现为睡眠不安，通宵似睡非睡，常有噩梦，白天精神不振，健忘，注意力不集中，可伴心慌等。

（3）因脾胃失和而致病：表现为夜间睡不安稳，时睡时醒，多梦，同时感到口腻、口淡，厌食，胃脘不适，大便不成形等。

（4）因肝郁气滞而致病：表现为入睡困难，夜晚卧床，辗转难眠，日间精神抑郁，胸胁胀痛，痛无定处，脘闷腹胀，嗳气频作等。

【掌纹特征】（图10-2-1）

★失眠病人整个掌部6线增多，掌色红白夹杂。

★儿童月丘处有明显的波浪状8线，提示多梦、不寐。（①）

★食指和中指指根部有梅花状白色斑点，睡眠区有散在白斑。（②）

★1线末端延长弯行到2线起端处。（③）

★2线延长伸向乾位。（④）

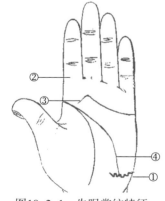

图10-2-1　失眠掌纹特征

★食指前指节纹均为光滑的一道，提示大脑易疲劳，注意力不够集中，易得失眠。

【其他诊断】

十指指甲可出现白环变。食指指甲可见白斑变、白环淡紫色变、倒刺变等；食指指甲可出现弯曲变、皮囊肿胀变、甲根凹凸变。

证候三调

【手疗】（图10-2-2、图10-2-3、图10-2-4、图10-2-5、图10-2-6、图10-2-7）

平卧状态下按揉中冲、神门、内关三穴就可入睡；推按肾经、2线、3线；点揉安眠点，中冲、关冲穴；掐揉虎口的合谷穴。每次20~30分钟。

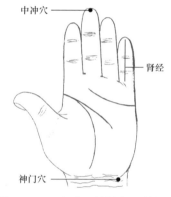

图10-2-2　中冲、神门穴，肾经

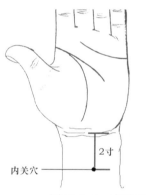

图10-2-3　内关穴

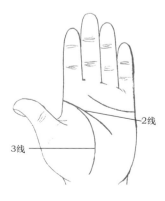

图10-2-4　2线、3线

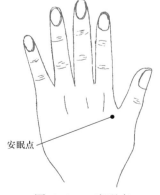

图10-2-5　安眠点

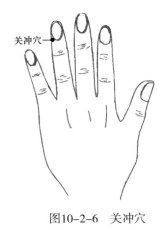

图10-2-6　关冲穴

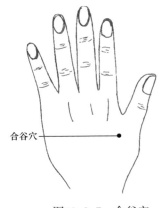

图10-2-7　合谷穴

【食疗】

酸枣仁粥能治失眠症，味美，方便，无任何副作用。

方法：将炒酸枣仁300g加水1500ml煎至1000ml去渣，粳米50～100g洗净后放入药液中煮粥，加少量食盐调味即可服用。

酸枣仁含有较多的脂肪酸和蛋白质，并含有甾醇、三皂苷化合物、维生素C，还含有白桦脂肪、白桦脂酸、酸枣甙等，有镇痛、降低血压和调节神经等作用，一般7～10天为1个疗程，须服用3～5个疗程。

【动疗】

交替按揉百会、神门、三阴交30分钟/天，脾胃不和者可配中脘、丰隆、足三里；心肾不交者配心俞、肾俞、太溪；心脾两虚者可配心俞、肾俞、足三里；肝火扰心者配行间、侠溪、风池；心胆气虚者配心俞、胆俞、丘墟。

小贴士

失眠病人应营造一个良好的睡眠环境，坚持一个固定的睡眠时间，放松心情；睡前喝一杯热牛奶，用热水泡一泡脚（水位应超过内踝尖上3横指），听一听轻柔的音乐都有助于入睡；失眠病人睡前不宜做剧烈运动以及任何会引起大脑兴奋的事情；过饥或过饱都会影响睡眠，所以失眠病人应吃晚饭，但睡前2小时内不宜进食。

第三节 忧郁

忧郁症是一种常见的心境障碍，可由各种原因引起，以显著而持久的心境低落为主要临床特征，且心境低落与其处境不相对称。严重者可出现自杀念头和行为。多数病例有反复发作的倾向，每次发作大多数可以缓解，部分可有残留症状或转为慢性。在美国忧郁症的终身患病率为5%，约1千5百万人。三分之一的人在一生中会患忧郁症，因此可以说忧郁症是一个相当普遍的疾病。

望手知疾

忧郁症随着社会压力的增大发病率日益增大，其临床症状常见长期心情低落，兴趣减退或丧失，自我评价过低，感到生活没有意义等。我们可以通过手纹线路辅助判断，从而及早发现，及早调理控制。

【临床症状】

（1）因情志因素而致病：长期精神抑郁，精神不抒，情绪激动，心神不宁，或内疚悲伤感。

（2）因肝气郁结而致病：失眠多梦，神疲乏力，少气懒言，反应迟钝，思维迟缓，胸闷心烦，心悸，不欲饮食，舌红、苔薄，脉弦细或细数。

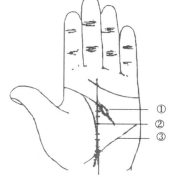

图10-3-1 忧郁掌纹特征

【掌纹特征】（图10-3-1）

★在2线三分之一的位置出现了由断裂状纹线组成的岛纹。（①）

★3线与5线纠缠不清，而且有细纹线切断。（②）

★4线出现在3线内侧中，而且形态紊乱。（③）

【其他诊断】

外伤如跳楼、触电、感染或药物引起的症状。1986年外国专家统计物质滥用的人中有30%～60%患有忧郁症。另外还有病前人格特征（如嫉妒、猜疑）的尖锐化（如病态的妒忌、偏执狂等）。

证候三调

【手疗】（图10-3-2、图10-2-3）

取穴：大脑区及大脑治疗点（拇指及中指指尖），1线，2线，3线，5线。

操作：掐揉大脑区3分钟。捻捏大脑治疗点，推按1线、2线、3线、5线，施以轻刺激手法，每次15～30分钟。每日1次，10次为1个疗程。

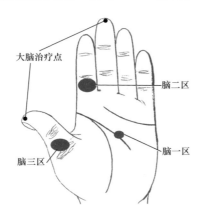

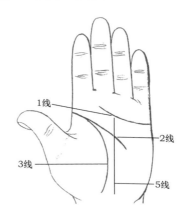

图10-3-2　大脑区、大脑治疗点　　　　图10-3-3　1线、2线、3线、5线

【食疗】

（1）莲子银耳汤：莲子50g煨汤，待莲子熟烂，加入水发银耳15～30g煮开，白糖调味服食。莲子清心除烦，银耳强心补虚，两者配伍，可治忧郁症。此方可常用，效果显著。

（2）淡菜炒韭菜：淡菜15g（黄酒洗过），韭菜适量同炒，顿服，连吃1周。可治忧郁症。

（3）炖牛肉：牛肉500g，柚子1只切碎，加入黄酒、红糖适量，蒸至烂熟，1日吃完，适用于忧郁症早期。

【动疗】

（1）指腹梳头：一切从"头"开始，就是用指腹梳头或轻敲头部，以解开头部的郁结和瘀堵。

（2）"两转一甩"护心肺：主要目的是解胸腔心肺之郁结，同时疏通手臂上的经络。两转一甩，是指双侧肩膀前后正反双向转动，以及双臂举起上下甩动的方法。具体如下：肩头带动，前上后下方式旋转，为一转，转动36次后，再后上前下方式旋转，为第二转。之后双臂平行举至胸前，从前向后依次甩动36次。

（3）推腰法：用两手抚握身体躯干的侧面，从腋下开始，经由腰腹部，直着向下抚摸推揉，一直到臀部侧面的环跳穴附近。如果是替家人做按摩，需要大拇指和食指朝上；如果自己练习"推腰法"，需要大拇指和食指朝下，也就是"反掐腰"的姿势。一般人刚刚推上两三次，就会有种轻松舒服、气往下降的感觉。

（4）推腹法：一只手放在左侧肺部下缘，另一只手压在第一只手上，然后用力均匀的做顺时针按摩，就可以了。每次做3~5分钟，起床前和睡觉前各做1次。

（1）糖类：吃糖类对脑部似乎有安定的作用，多糖类能提高脑部色胺酸的量，因而有安定的作用。如果你感到紧张而希望能放松心情时，可吃较多的糖类，如果你感到疲倦而希望能振作精神时，可吃较多的蛋白质。饮食需包括生鲜蔬果、大豆及其副产品。饮食多糖类（复合糖类）含量不足可造成5−羟色胺的流失及产生忧郁症。

（2）蛋白质：蛋白质促进多巴胺及肾上腺素的制造，因而提高警觉性。吃含必需脂肪酸和糖类的蛋白质能增加警觉性，鲑鱼及白鱼都是好的来源。当饮食综合了此两种营养素，脑部便达到平衡。用全麦面包做的火鸡肉三明治即是一种好的综合品：火鸡肉富含蛋白质及色胺酸，而全麦面包提供复合糖类（即多糖）。忧郁的人可以藉由摄取富含蛋白质及色胺酸的食物，例如，火鸡肉及鲑鱼，以提升精神。

（3）避免富含饱和脂肪的食物、猪肉或油炸食物，例如，汉堡、薯条，会导致行动缓慢、思考迟钝及疲劳；脂肪抑制脑部合成神经冲动传导物质，并造成血细胞凝集，导致血液循环不良，尤其是脑部。

第四节　青春期综合征

青春期生理与心理发育不同步，心理发育相对滞后及过度用脑和不良习惯是形成青春期综合征的重要原因。青春期综合征在初中以上年轻人中广泛存在，严重影响身心健康和学业前途。

主要表现在脑神经、性神经及心理机能失衡等方面。

望手知疾

青春期综合征常见记忆力、思维力下降，白天精神萎靡，夜晚浮想联翩，视力疲劳，胸闷，多汗，便秘，自卑等症，其也可以通过手纹线路辅助判断，从而及早发现，及早调理控制。

【临床症状】

（1）因肝郁脾虚而致病：表现为头晕头痛，眼窝黯黑，视力疲劳，心悸气短，腰酸腿困，疲乏无力，无精打采，食欲减退，舌边尖红、苔薄，脉弦细。

（2）因肾虚火抗而致病：表现为难以入眠，乱梦纷纭，眼花，手足发凉，舌红，脉细数。

（3）因心脾两亏而致病：表现为心悸，胸闷，不欲饮食，便秘，舌淡、苔薄，脉细。

【掌纹特征】（图10-4-1）

★2线在通常一半的位置停止。

★2线与生命线分离。

★1线延伸很长。（①）

★11线与主线一样粗。（②）

★手掌上有细小割纹。（③）

【其他诊断】

在病史中青春期综合征也伴有月经不调、夹腿综合征、继发性闭经等，过度手淫也可导致。

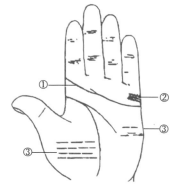

图10-4-1　青春期综合征掌纹特征

证候三调

【手疗】（图10-4-2、图10-4-3、图10-4-4）

取穴：内关穴，神门穴。配穴：心穴，肾穴，大脑区。

操作：按揉内关、神门穴各5分钟，点揉心、肾穴各30～50下；掐揉大脑区3分钟。每日或隔日施治1次，10次为1个疗程。

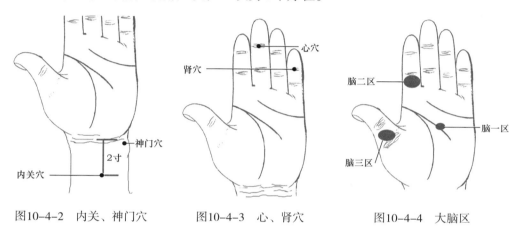

图10-4-2　内关、神门穴　　　图10-4-3　心、肾穴　　　图10-4-4　大脑区

【食疗】

（1）建莲红枣汤：莲子60g，红枣30g，冰糖2大匙，银耳、枸杞子，少许温开水3杯。

（2）益智粳米粥：粳米50g，益智仁5g。

（3）山药粥：白米、白糖、山药各100g，清水1000ml。

（4）长寿粥：芡实、药仁各400g，山药1500g，糯米500g，人参、茯苓各150g，莲子250g，白糖适量。

【动疗】

（1）抬脚运动：抬头挺胸坐在椅子上，双手抓住椅子支撑身体。慢慢将右小腿抬起伸直，与地面平行保持5秒，然后慢慢将小腿放下。双腿交替重复5次。

（2）双腿夹击运动：坐在椅子上，双手扶着大腿，双脚脚踝紧贴，感觉大腿内侧绷紧。双腿张开时快速紧合，两膝盖相撞。可以在双腿间夹一个枕头或者书本来缓冲膝盖的撞击力。

（1）正确认识自己和接纳自己。认识自己就是自我认识，自我认识与行为适应心理健康的关系是极为密切的。一般说来，自我认识与其本身的实际情况越接近，社会适应能力就越强，也就越能保持心理的健康；相反，自我认识与其本身的实际情况差距越大，则社会适应能力就越弱，也就越容易产生心理问题。

（2）逐步提高受挫折的能力。挫折锻炼是利用随时随地都可能发生的挫折情景，有目的地进行锻炼，从而增强应付各种难以预料的挫折的能力。挫折具有的实质是获取挫折的心理体验，并在此基础上，通过自己的努力去克服挫折以提高对挫折的承受能力。

（3）努力控制自己的消极情绪。良好稳定的情绪是心理健康的基本条件。控制自己消极的情绪，首先，应该是具有正确的思维方法，懂得万事都不可能按自己的主观愿望顺利发展；其次，必须纠正自我评价的偏差，避免不必要的消极情绪的产生。

（4）要有意识地扩大人际交往的范围。积极参加各种感兴趣的活动，如打球、下棋、游泳等，以分散青春期综合征对自己的影响，尽可能摆脱这种顽症。

第十一章 骨关节系统疾病手诊与手疗

第一节　骨质疏松

骨质疏松症是以骨量减少、骨组织显微结构退化为特征，以致骨的脆性增高而骨折危险性增加的一种全身骨病。与遗传、年龄、性别、种族和家族史有关。

体内降钙素、雌激素、甲状旁腺素等调节紊乱而导致的骨代谢异常是其发病原因。

望手知疾

骨质疏松常见周身骨痛，乏力，倦怠，自汗等症，临床借助手掌纹路辅助诊断。

【临床症状】

（1）因肾精不足而致病：表现为腰背、四肢、胫膝疼痛，齿摇脱落，龟背，甚或易骨折，舌瘦，尺脉不足。

（2）因骨络空虚而致病：表现为骨痛，乏力，倦怠，自汗，舌质暗、苔薄，脉细、尺脉不足。

【掌纹特征】（图11-1-1）

★中指的三个指节不对称，第二指节特别长，无名指第二指节过长。（①）

★大小鱼际肌肉松软凹陷。

★坎位平坦，有小的三角纹或小岛纹。（②）

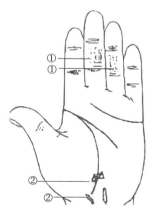

图11-1-1　骨质疏松掌纹特征

证候三调

【手疗】（图11-1-2、图11-1-3、图11-1-4）

❶每天按、揉、点腰椎区、腰腿区2～3次，每次80次左右。

❷每天划或擦3线肾区2～3次，每次80次左右。

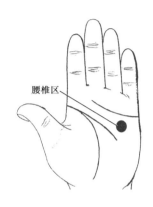
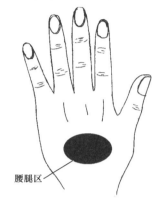
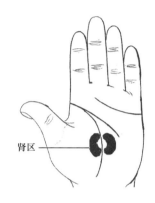

图11-1-2　腰椎区　　　　　图11-1-3　腰腿区　　　　　图11-1-4　肾区

【食疗】

（1）桑椹牛骨汤：桑椹补肝益肾；牛骨含有丰富钙质和胶原蛋白，能促进骨骼生长。此汤能滋阴补血、益肾强筋，尤甚适用于骨质疏松症、更年期综合征等。

（2）鲜猪骨：含天然钙质、骨胶原等，对骨骼生长有补充作用。

（3）黄豆：含黄酮甙、钙、铁、磷等，有促进骨骼生长和补充骨中所需的营养。

（4）猪皮：含丰富的骨胶原蛋白，胶原蛋白对人体的软骨、骨骼及结缔组织都具有重要作用。

【动疗】

（1）掌摩关元穴5～10分钟。

（2）沿脊柱从下向上掌根推按50～100次。

（3）虚掌拍击全身1～2遍。

（4）缓慢伸屈活动各关节3～5次。

（5）擦涌泉穴100～200次。坚持按摩每日1次，按摩手法不要过重。

（1）多吃含钙丰富的食品。

（2）菜肴应荤素结合、低盐为佳。

（3）不吸烟和少饮酒。

（4）减少咖啡、浓茶及富磷食物的摄入。

（5）不随意用药。

（6）适当运动（尤其是户外运动）。

（7）充分接受日光浴。

（8）防止跌倒与意外损伤。

第二节　颈椎病

颈椎病又称颈椎综合征，可分为颈型颈椎病、神经根型颈椎病、脊髓型颈椎病、椎动脉型颈椎病、交感神经型颈椎病、食管压迫型颈椎病。是颈椎骨关节炎、增生性颈椎炎、颈神经根综合征、颈椎间盘脱出症的总称，是一种以退行性病理改变为基础的疾患。主要由于颈椎长期劳损、骨质增生，或椎间盘脱出、韧带增厚，致使颈椎脊髓、神经根或椎动脉受压，出现一系列功能障碍的临床综合征。

望手知疾

颈椎病常表现为头、颈、肩、背和四肢疼痛，颈部僵硬，活动受限，后颈部可触及条索状物或有压痛，也可通过手纹线路表现，从而提早治疗。

【临床症状】

（1）因风寒阻滞经络而致病：表现为头痛头重，出汗或无汗，全身怕冷，颈项强硬，转头不利，并有肩背、四肢疼痛，尤以上肢为甚，双手无力，屈伸不灵，全身发紧或肌肤麻木，舌薄淡白，脉浮紧。

（2）因气滞血瘀而致病：表现为头、颈、肩、背及四肢疼痛，麻木，其痛多为刺痛，固定不移，拒按，夜间加重，手部肌肉萎缩，指端麻木、紫绀，指甲凹陷，无光泽，皮肤枯燥，发痒，舌暗绛，脉涩。

（3）因肝肾不足而致病：表现为头晕，眼花，耳鸣耳聋，头脑胀痛，面部烘热，口苦咽干，失眠多梦，急躁易怒，腰膝酸软，步履蹒跚，舌淡瘦，脉弦细。

【掌纹特征】（图11-2-1）

★2线尾部出现分支纹成弧形与1线相连接。（①）

【其他诊断】

甲诊：可见指甲出现粗凸条变，隐约见纵、

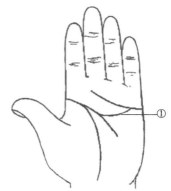

图11-2-1　颈椎病掌纹特征

横相交的小条纹变，隐约小条纹最终形成像格子样的条纹状。

证候三调

【手疗】（图11-2-2、图11-2-3、图11-2-4、图11-2-5、图11-2-6、图11-2-7）

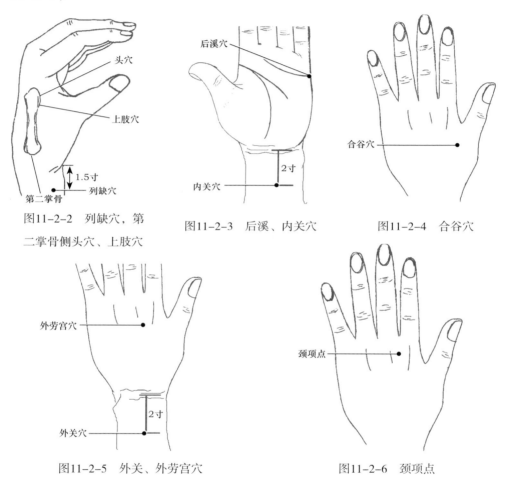

图11-2-2 列缺穴，第
二掌骨侧头穴、上肢穴

图11-2-3 后溪、内关穴

图11-2-4 合谷穴

图11-2-5 外关、外劳宫穴

图11-2-6 颈项点

❶取穴：

手穴：列缺穴（前臂桡侧缘，桡骨茎突上方，腕横纹上1.5寸，当肱桡肌与拇长展肌腱之间），后溪穴（微握拳，第5指掌关节后尺侧的远侧，掌横纹头赤白肉际处），内关穴，合谷穴，外关穴，外劳宫穴（手背侧，第2、3掌骨之间，掌指关节后0.5寸，与内劳宫穴相对）。

配穴：头穴、上肢穴（第二掌骨侧），颈项点。

❷操作：按揉或拿捏列缺、后溪、合谷穴各100次；按揉或掐按颈项点、头穴、上肢穴各100～300次。时间允许，可加按内关、外关、外劳宫穴各50～100次。每日或隔日1次，10次为1个疗程。

【食疗】

（1）将胡桃肉3个及鲜荷蒂8个捣碎，水煎服。

（2）紫苏子6g，伏龙肝10g煎激发去渣取汁，与粳米50g粥服。

（3）牛肉50g切成肉丁，同糯米100g放入砂锅内煮粥，待肉烂粥熟后，加入姜、葱、油、盐等调味品服。

【动疗】

（1）颈椎操：

预备动作：取坐位，全身放松，颈伸直，双手自然交叉置于腿上。

第一节：①头正位。②头低下至最大限度。③抬头回到正位。④头仰至最大限度。⑤恢复头正位。

第二节：①头向左转至最大限度。②头回到正位。③头向右转至最大限度。④头恢复正位。

第三节：①头正位。②头向左转，下颌尽量够左肩。③头回到正位。④头向右转，下颌尽量够右肩。⑤头恢复正位。

（2）缩颈揉肩操：

预备动作：可坐位或站立，全身放松，双臂自然下垂，双手半握拳。

第一节：耸肩缩颈，双肩向前顺时针揉动。

第二节：颈肩收回到中立位。

第三节：耸肩缩颈，双肩向后逆时针揉动。

第四节：颈肩恢复到中立位。

小贴士

（1）合理搭配，不可单一偏食。

（2）应以富含钙、蛋白质、维生素B、维生素C和维生素E的饮食为主。

（3）饮食有度，不要做到饥饱失常。

（4）不要经常吃生冷和过热的食物。

（5）应戒烟、酒。

第三节　关节炎

　　关节炎，顾名思义，是指一组以关节的炎症为临床表现的疾病，它们既包括那些病变只限于关节局部的疾病（如关节外伤后引起的创伤性关节炎），也包括某些以关节炎症为临床表现之一的全身性疾病或系统性疾病。分为急性与慢性发作。急性发作表现为红肿热痛，慢性发作表现为疼痛及关节僵硬。

望手知疾

　　关节炎常表现为关节僵硬等，其可以在掌纹中表现出来，在临床常用于辅助诊断，起到提前预防的作用。

【临床症状】

　　因风寒湿侵袭人体基表而致病：表现为患部肿胀疼痛，关节僵硬变形，发热恶寒，身体不舒畅，舌苔白腻，脉紧或滑。

【掌纹特征】

类风湿关节炎：（图11-3-1）

★手指关节变形，手指呈竹节状，指节上有竖纹出现。（①）

★3线尾端有伞状纹出现。（②）

★大小鱼际肌肉松软凹陷。

风湿性关节炎：（图11-3-2）

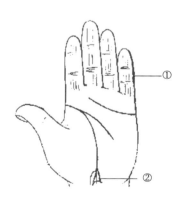

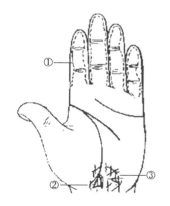

图11-3-1　类风湿关节炎掌纹特征　　　　图11-3-2　风湿性关节炎掌纹特征

★手掌发亮，手指关节僵硬。（①）

★3线尾端有伞状纹出现。（②）

★坎位有许多散乱细小纹理，有白或暗黄色凸起。（③）

★大小鱼际肌肉松软凹陷。

【其他诊断】

（1）耳诊：耳穴的脊柱上有明显的高低不平的结节，耳朵硬而不易揉动。

（2）鼻诊：鼻骨弯曲，触摸时手感不平整，弯曲向哪一侧，那一侧的关节畸变明显。

证候三调

【手疗】（图11-3-3、图11-3-4、图11-3-5、图11-3-6、图11-3-7、图11-3-8、图11-3-9）

❶取穴：

手穴：阳池穴，少商穴，商阳穴，中冲穴，少冲穴，少泽穴，关冲穴。

经穴：虎金寸穴（拇指背侧，掌指关节中点）。

❷操作：掐按上述穴位各5分钟，或用5～6枚牙签的尖端作稍强的点按刺激。每次10～20分钟。每日1次，10次为1个疗程。

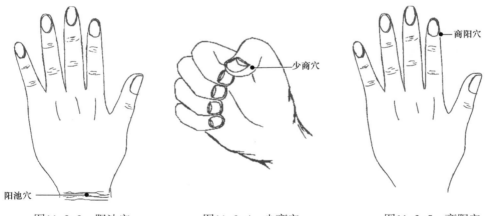

图11-3-3　阳池穴　　　　　图11-3-4　少商穴　　　　　图11-3-5　商阳穴

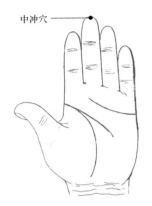

图11-3-6　中冲穴

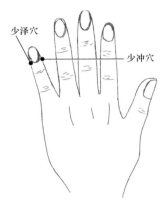

图11-3-7　少冲、少泽穴

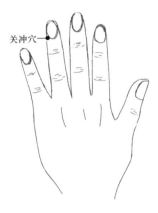

图11-3-8　关冲穴

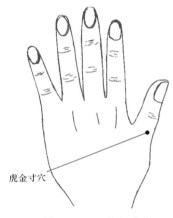

图11-3-9　虎金寸穴

【食疗】

（1）细辛川乌鸡肉汤：鸡肉90g，细辛3g，川乌6g，黄芪30g，生姜。把全部用料洗净，一齐放入瓦锅内，加清水适量。文火煮2～3小时，调味即可。

（2）附子鸡肉汤：鸡肉90g，熟附子10g，生姜、红枣各少许。把全部用料一齐放入瓦锅内，加清水适量，文火煮2～3小时，至汤水入口无麻辣感为度。

（3）防己桑枝粥：防己12g，桑枝30g，薏苡仁60g，赤小豆60g。把全部用料洗净，一齐放入瓦锅，加水适量，文火煮2～3小时，成粥即可。

（4）忍冬藤苡仁粥：忍冬藤60g，通草9g，防风9g，薏苡仁90g。把全部用料洗净，放入瓦锅内，加清水适量，文火煮2～3小时，成粥即可。

（5）木瓜汤：木瓜4个，白蜜1kg。将木瓜蒸熟去皮，研烂如泥，白蜜1kg炼净。将两物调匀，放入干净瓷器内盛之。每日晨起用开水冲调1～2匙饮用。

【动疗】

（1）膝关节操练法：取坐位，渐渐把小腿抬起离地伸直，维持片刻，再徐徐屈膝到最大限度，维持片刻，然后伸膝，如此反复操练。

（2）抗阻操练法：在踝部裹上数斤沙袋，增加操练的力度，再按上法进行操练。

（3）腰部关节操练法：取卧位，屈膝后把大腿抬起，尽力把髋关节屈足，维持片刻再放下，反复操练；然后，头、颈、胸抬起离床面，维持片刻，再躺平，反复操练。

（1）尽量在疾病早期进行治疗。

（2）开始时不要剧烈活动，要逐渐加大活动量。

（3）每日运动次数和每次运动量不能过度。

（4）冬天在局部保温前提下进行活动。

（5）调整好心态，良好的心态才有利于病情的治愈。

第四节 腰痛

腰痛是以腰部一侧或两侧疼痛为主要症状的一种病证。

肾脏疾病、风湿病、腰肌劳损、脊椎及脊髓疾病等可致腰痛。

望手知疾

腰痛多由肾阳不足，寒凝带脉，或肝经湿热侵及带脉，经行之际，阳虚气弱，以致带脉气结不通而出现疼痛。其在手纹可以表现出来，不同病因所致的腰痛在手纹的表现是不同的，故可通过手纹辅助诊断。

【临床症状】

（1）因肾阳不足而致病：表现为腰痛发凉，畏寒，经络不畅，伴心悸，心烦，多梦，舌边尖红、舌质淡，脉沉。

（2）因肝经湿热而致病：表现为腰痛，两胁疼痛，肢体沉重，汗出，舌苔黄腻，脉弦数。

【掌纹特征】（图11-4-1）

★3线末端出现大岛纹。（①）

★手腕附近出现了股状分叉线纹路深。（②）

★乾位出现了粗大的横向纹线。（③）

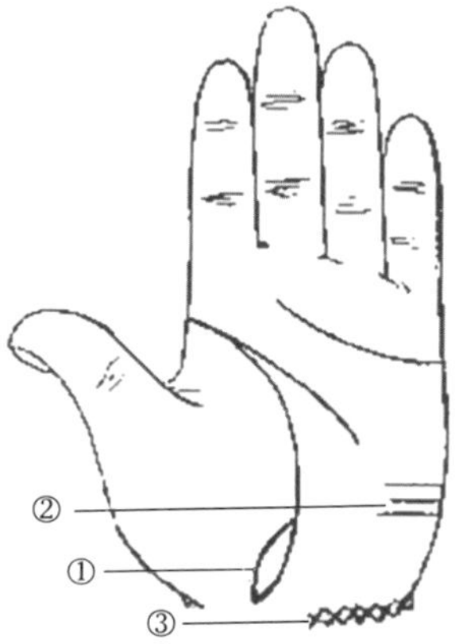

【其他诊断】

甲诊：

（1）无名指甲出现甲根圆红变提示腰肌损伤急性期。

（2）小指甲面出现凸条变，提示腰椎骨质增生而致的腰痛。

（3）小指皮囊部出现红肿变，提示因肾炎引起的腰痛。

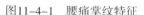

图11-4-1 腰痛掌纹特征

证候三调

【手疗】（图11-4-2）

取穴：劳宫穴。

操作：用手指紧握点穴棒，其棒尾顶住手心的劳宫穴，腕部用力下压棒尾，用棒头的力点按压疼痛点由轻至重，再点按经穴。共做15分钟，每日1次，6次为1个疗程。

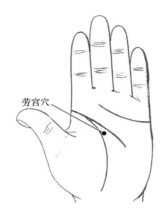

劳宫穴

图11-4-2　劳宫穴

【食疗】

（1）杜仲30g，猪腰子1对（去白筋），盐少许。水煎服。连服7天为1个疗程。

（2）羊肉500g，杜仲50g，生姜适量。先将羊肉和白萝卜1只同煮，去除羊膻味，然后加杜仲、生姜，烧烂，加入调味品，分次食之。宜于冬季服用。

（3）杜仲500g，胡桃肉250g，大蒜（熬膏）120g。共研细末，水泛为丸，每次3～6g，每日2～3次。

【动疗】

（1）五点支撑法：仰卧，用头部、双肘、双足撑起全身，使背部尽力腾空伸举，胸腹部向上挺，反复20～40次。

（2）三点支撑法：仰卧，把胳膊放于胸前，用头及双足支撑胸腹腾空后伸，反复10～20次。

（3）拱桥支撑法：仰卧，用双手和双脚支撑身体，全身腾空，胸腹挺起，象一座拱桥。反复10～20次。

小贴士

（1）不能久坐、久站，不能提超过4kg的重物，不能做弯腰用力的动作。

（2）注意保暖，不要受凉、受潮。

（3）注意卧床休息，睡平板床，且采取平卧位。

（4）忌烟酒、油腻、生冷、辛辣。

（5）多练习倒走、飞燕。

（6）有条件可多游泳，但是注意不要受凉，不要劳累。

（7）如果患病因为工作性质导致，最好调整工作状态或者停止该工作。

（8）在椅子上加一个靠枕，以减轻腰椎压力。

（9）晚睡前热敷腰部，温水泡脚。

附 录

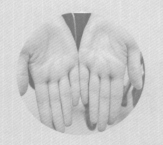

实图举例

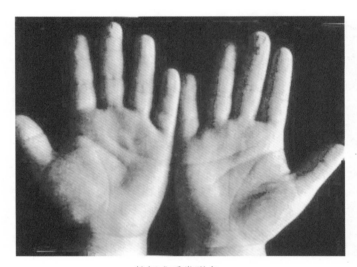

较标准手掌形态

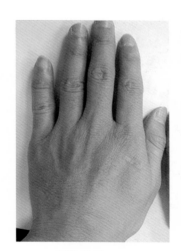

原始型手

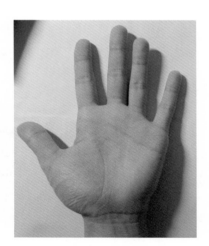

四方型手

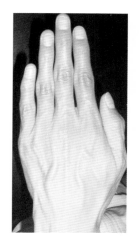

竹节型手

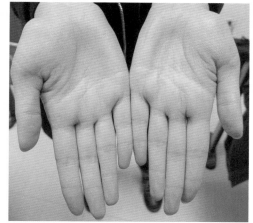

柔弱型手

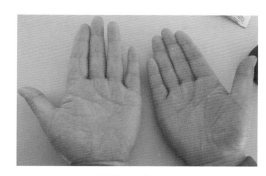

圆锥型手

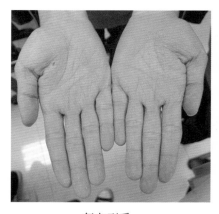

复杂型手

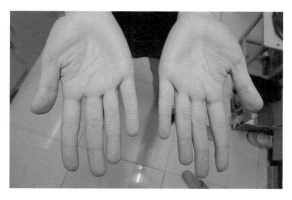

汤匙型手

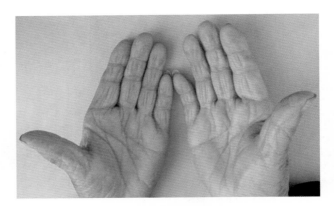

鼓槌型手

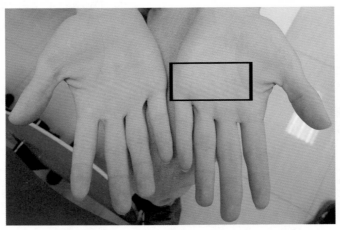

"通贯掌"

注：由1线与2线连接起来后形成的通贯掌（中间有明显衔接痕迹）

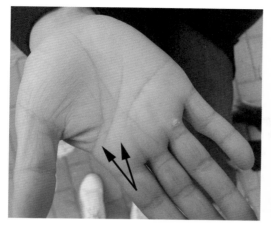

"川字掌"

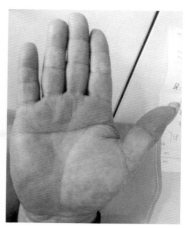

"通贯掌"

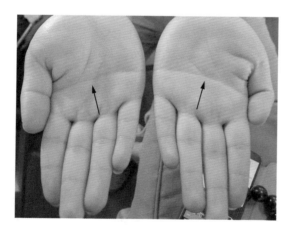

"鸡爪纹"

　　注：提示先天身体素质欠佳，体弱多病，即使没有什么大病，总是疲劳乏力，力不从心，有这种掌纹的人最好从小就开始注意保养身体。后天需多注意保健。

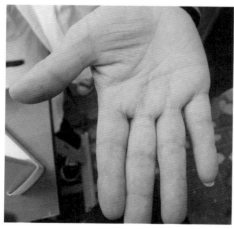

"花斑掌"

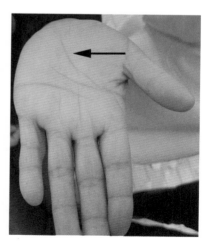

酸区明显扩大

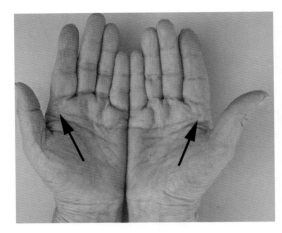

1线长，达食指第三关节腔，提示可能自幼年即患有胃病。

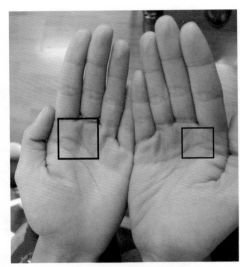

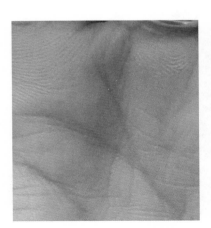
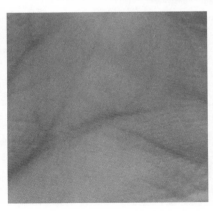

1线末端分支，一端走向食指和中指指缝，一支走向食指第三关节腔。提示胃功能较弱。

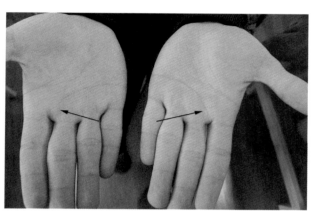

1线尾端流入到食指和中指指缝中，提示胃肠植物神经功能紊乱。

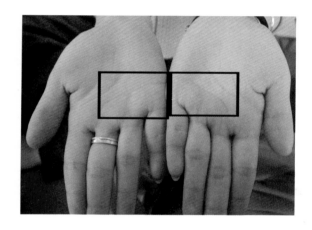

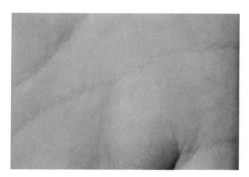

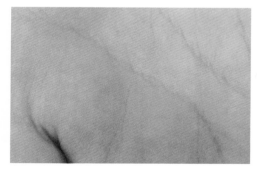

双侧1线均成锁链状，提示身体较弱，呼吸系统薄弱。

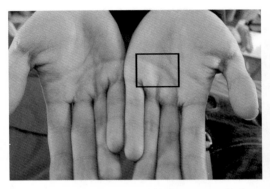
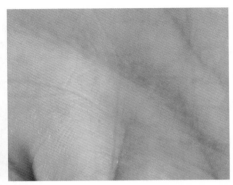

1线散乱，呈羽毛状纹理，提示呼吸系统较差。

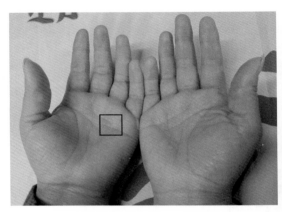
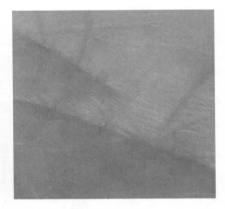

1线在无名指下发生畸断，提示肝的能力较差，或早年患过严重疾病，引起肝脏的免疫功能改变。

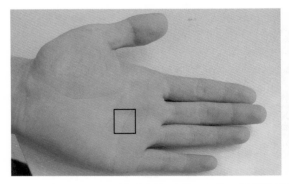

1线无名指下明显岛纹，提示眼睛问题，常有不适症状。

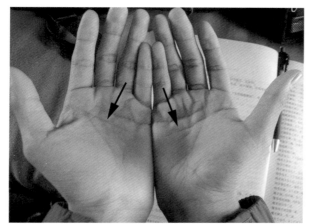

2线平直而长

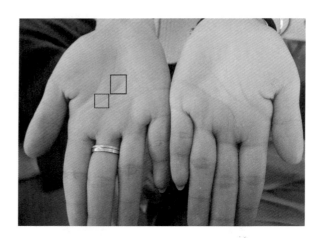

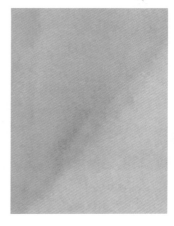

2线中段及中后段出现岛纹。

2线在近中指垂线处出现大
分叉，提示可出现血管性头痛。

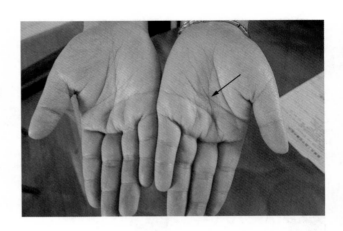

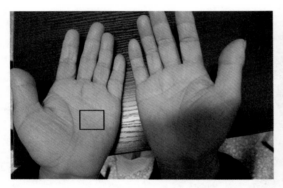

2线末端向上翘起，提示患有颈椎病。

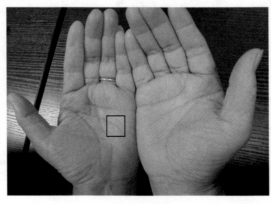
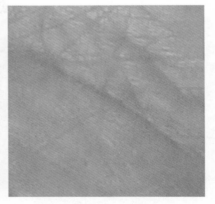

2线末端出现明显"☆"样纹/"米"字纹，提示顽固性头痛，注意脑血管病。

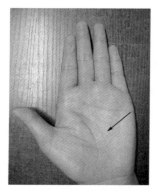

2线下垂靠近3线，提示情志抑郁，性格内向。

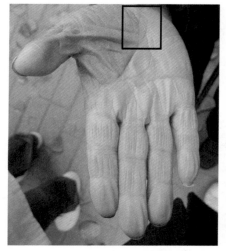

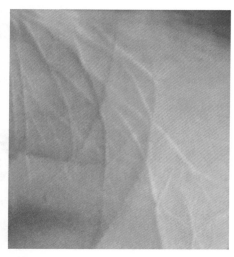

3线末端区域（坎区）纹路散乱且较深，提示病人肾虚、下肢不利。（此人有尿频、尿急、夜尿多的症状，并行走不便。）整个手掌干瘪，皮肤弹性较差，提示气虚。

3线起点较低，提示容易疲劳或消化不良，性格上常表现出情绪怯弱，优柔寡断，欲求不高。

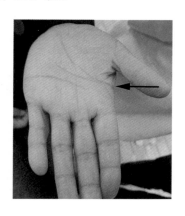

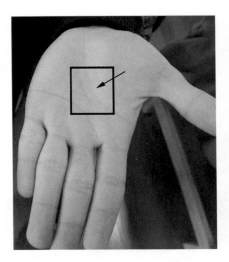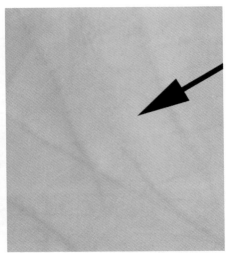

　　3线中间变细变弱，提示可有发生突发性心肌梗死的情况，但左右两端均出现了辅线是较好的现象。

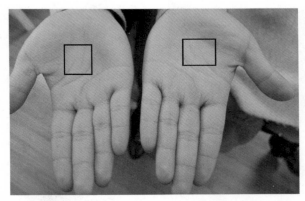

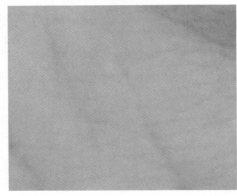

3线中段出现断裂，但中间有轻微辅线相接。

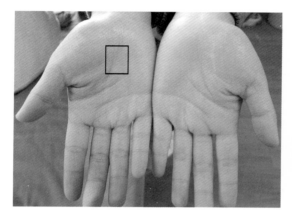

3线中下段上有一个中等大小的岛纹。

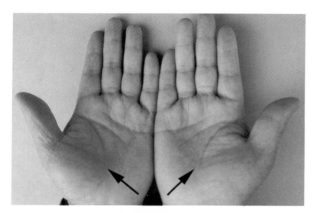

双手3线均走至一半就消失，且线光滑没有分支，多提示可能有家族脑病史。

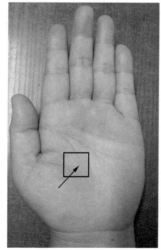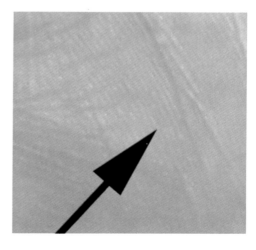

双手3线均走至一半就消失，且出现分支，多提示可能有家族肝病史。

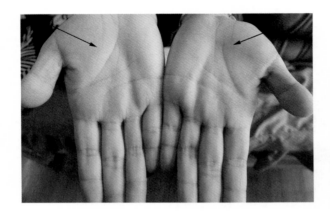

3线内侧出现辅线，提示体质增强，身体恢复能力增强。

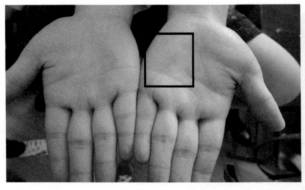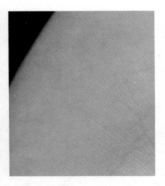

4线断断续续拼接而成，并超过了1线，提示脾胃功能不佳且体质下降影响到呼吸系统。

5线明显延长至无名指下

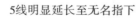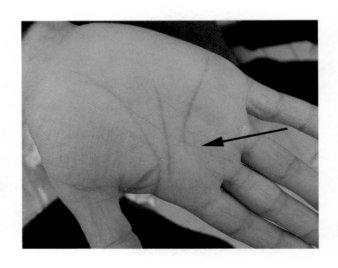

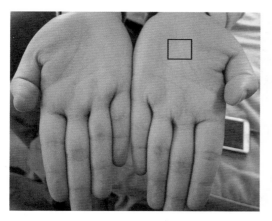

5线末端有岛纹，提示腹部胀气或痔疮。

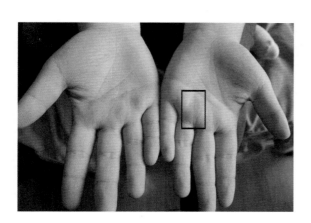
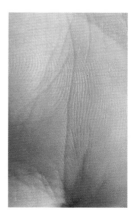

7线形成了"丰"字纹，但不明显，提示轻微支气管炎。

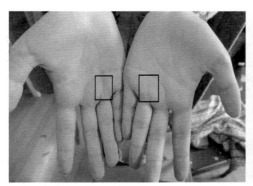
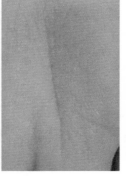
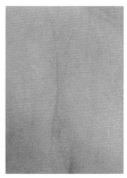

较为清晰而直的7线。

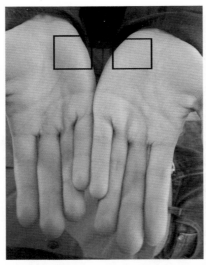

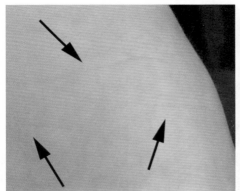

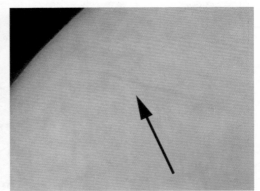

双手小鱼际8线明显，提示可能有家族性糖尿病史或生活作息不规律。

大鱼际色青较甚，提示胃寒、便秘或气血不畅。

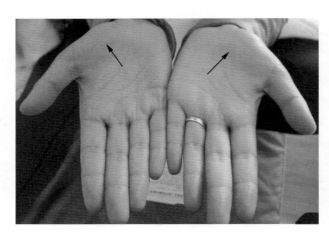

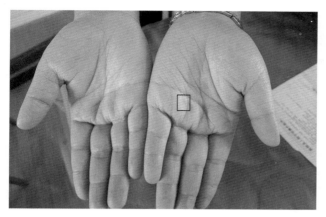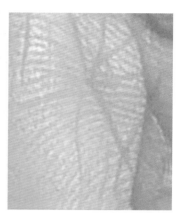

无名指下出现"米"字纹，提示易出现心绞痛、冠心病等或易失眠多梦（此人现易失眠多梦）。

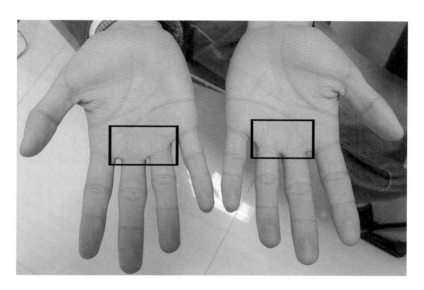

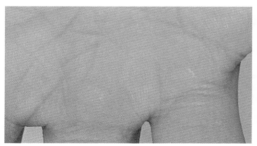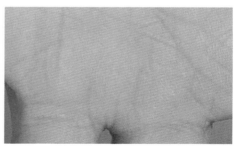

双手9线虽未完全形成，但均在发展。

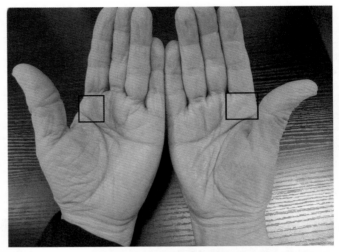

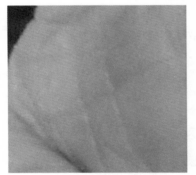
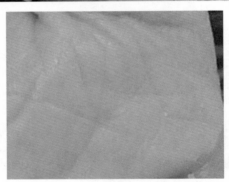

左右手胆囊区均有"井"字纹、右手还有明显复杂"米"字纹，提示胆囊壁增厚或胆囊结石。

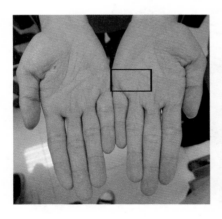
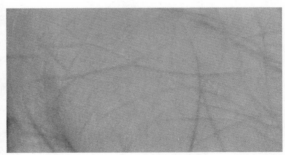

12线

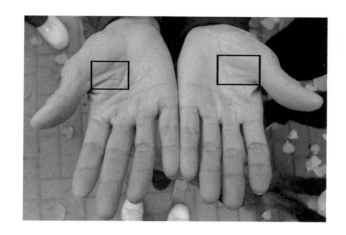

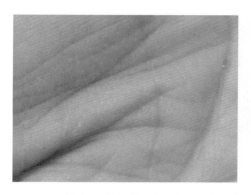
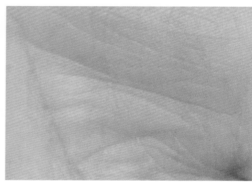

双手均出现明显潜血线，但无明显4线，提示有潜在性出血倾向。（问诊示病人患有胃溃疡。）

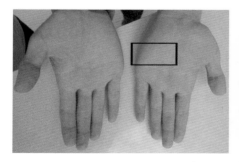

逐渐发展，但还未形成的13线。

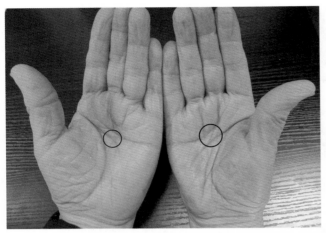

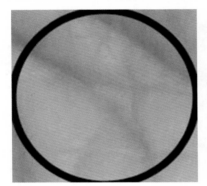
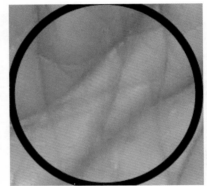

明堂中的心区出现"十"字纹，提示常出现心慌、心悸或胸闷等现象。

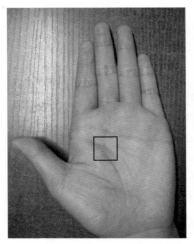
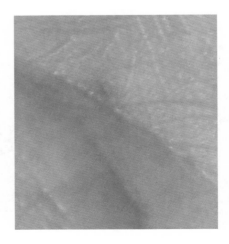

震位出现明显青色，提示肝气不舒。

后　记

　　《极简手疗治百病》一书经过近两年的打磨终于定稿了！细细想来，着实不易。

　　本书虽然篇幅不大，但其中凝结着编委会团队的心血和智慧。作为一本立足学术，突出科普的著作，全书语言风格亦雅亦俗，具体格式图文并茂。其目的就在于能够更好的传播中医文化，弘扬中华国粹手诊手疗精华。

　　全书从手诊的历史解说，到手诊理论框架的勾勒介绍，从手疗的具体思路和方案再到手诊手疗的示意说明，都力求详尽饱满、突出特色、通俗易懂。特别是本书注重手诊理论的挖掘，把手诊古今理论力求融合，充分的进行阐释。同时，本书所有图片，均由团队自行绘画创作。更可贵的是经过近年来北京中医药大学手诊协会的积累，收集了为数不少的真实案例及图片，使得本书更具特色和价值，这也是本书对读者的独特呈现。

　　在此，我要深深的感谢对于本书的出版付出辛勤劳动的编委们，是你们的努力使得本书如此饱满，也特别感谢对本书的文字和图片进行校订修正的同仁们，是你们的努力，才使得本书精益求精，日臻完善。最后衷心的感谢北京中医药大学手诊协会一直的关注与支持！

　　也祝愿手诊事业能够日臻完善，不断发展，取得更大的成绩！

致　谢

在此书的整个书写、编辑和出版过程中有很多的困难和不易，但在大家的努力下都被一一克服，故在此书完成之际，首先非常感谢此书所有编撰人员的努力与合作，同时我们也非常感谢在这个过程中王亚菲、杨思红、汤菲菲、徐倩霞、苏文全、谢小龙、龚有成等人帮助我们一起收集图片，还要感谢在收集采取掌纹图片时社会各界人士予以的配合、支持和帮助。感谢冯双双、熊博文、董珍、徐艺菲、殷磊、和俊燕、郑昊钰等同学协助编校。此书可能尚存在一些不足之处或者还有一些问题，还望同道及读者提出宝贵意见并批评指正。